漂白の理論と臨床テクニック

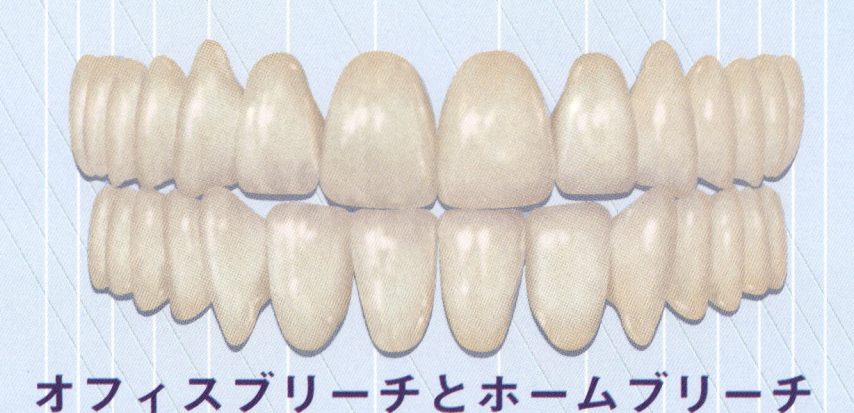

オフィスブリーチとホームブリーチ

クインテッセンス出版株式会社

Tokyo, Berlin, Chicago, London, Paris, Barcelona, Copenhargen, Milano, São Paulo, Istanbul, Moscow, Prague, Warsaw, and New Delhi

著者略歴

久光　久（ひさみつ　ひさし）

1946 年	北海道に生まれる
1971 年	東京医科歯科大学歯学部卒業
1975 年	東京医科歯科大学大学院（歯科保存学）修了 歯学博士 東京医科歯科大学歯学部助手
1977 年	昭和大学歯学部助教授
1981 年	デンマーク王立歯科大学客員研究員 （1982 年まで）
1987 年	昭和大学歯学部教授

現在，昭和大学歯学部齲蝕・歯内治療科教授，日本歯科保存学会理事，日本歯科審美学会常任理事，日本歯科色彩学会副会長，日本歯科漂白研究会副会長ほか

東光照夫（とうこう　てるお）

1954 年	神奈川県に生まれる
1982 年	東京医科歯科大学歯学部卒業 昭和大学歯学部助手
1990 年	歯学博士
1991 年	昭和大学歯学部講師
1992 年	マサチューセッツ州ボストン FORSYTH DENTAL Inst.に留学（1993 年まで）
1996 年	松風ハイライト治験担当医師
1998 年	NITE ホワイト・エクセル治験担当医師

現在，昭和大学歯学部齲蝕・歯内治療科講師，日本歯科色彩学会理事，日本歯科審美学会学術委員

本書の発行にあたって

　口腔の健康意識の高まりや，社会生活を送るうえでの相手に対するエチケット意識などから，健康でさわやか，そして清潔な好印象を与える白い歯への願望が高まっている．これまでテトラサイクリン変色歯，失活変色歯などの審美性改善のためには歯質を削除して金属焼付ポーセレン・クラウン，ポーセレン・ジャケットクラウン，ポーセレン・ラミネートベニアなど，人工物で置き換える処置が永久処置として多用されてきた．

　しかし，現実的には処置された歯が一生涯健全に維持され機能することは少なく，さまざまなトラブルに遭遇することが多い．折しも，齲蝕のプロセスの解明，修復材料の歯質接着性能の向上を背景としてFDIが2000年に，歯質に加える侵襲を最小限に抑えて最大限の治療効果を挙げようとMinimal Intervention Dentistryを提唱した．歯質を削除しない漂白法はまさにMIDの概念に合致する処置法である．

　日本では生活歯の漂白剤として，1997年にオフィスブリーチ剤（松風ハイライト）が，そして2001年にホームブリーチ剤（NITEホワイト・エクセル）が医療用具として承認され，有髄変色歯を削ることなく審美性を改善する処置を行うことが可能な新しい時代が到来した．

　このような中，漂白に関する書籍は日本でもいくつか出版されてはいるが，「ホームブリーチ」に関する本はまだ少ない．ホームブリーチは，単に歯を削らずに白くするだけでなく，プラークの付着を抑制し，齲蝕病原細菌数を減少させる薬剤効果や，ブラッシングなどのセルフケアのモチベーションを高め，齲蝕や歯周疾患を予防し，歯周ポケットを減少させるといった，好ましい副次的効果が報告されており，8020運動に大いに貢献しうる処置法であろうと期待されている．

　さて，本書の共著者である東光照夫講師は，1987年頃から漂白処置が歯質に対してどのような変化をもたらすかについて，抜去歯やハイドロキシアパタイト顆粒を用いて多方面から基礎的な研究を行ってきたが，その後，有髄変色歯の漂白法に関する基礎的，臨床的研究にも熱心に取り組んでおり，豊富な臨床経験を有している．

　本書は，ホームブリーチのみならず，これに関連の深いオフィスブリーチや無髄歯の漂白のほか隣接した処置とも関連付けて，臨床家に真に役立つ書を目指して，東光講師がこれまでの豊富な経験や基礎的研究成果に根ざした考えをまとめ，ほとんどの内容を執筆したものであり，この努力を評価してこの書を東光講師の単著にしてはと提案したが，これまでの出版企画の経緯や東光講師からの申し出もあって共著とすることにした．

　最後に，基礎的な研究や臨床症例で，多大なるご協力を頂いた教室の星野睦代，遠藤丈彰，玉崗慶鐘の諸氏に厚く御礼申し上げる．本書の出版を契機に，患者から喜ばれる漂白処置が大いに普及することによって，さらなる口腔衛生意識の高まりにつながり，元気ではつらつとして，輝く笑顔で活躍する人々が少しでも多くなることを期待している．

2004年4月
久光　久

目　次

著者略歴 …………………………………………………………………2
本書の発行にあたって …………………………………………………3

序章　漂白法の変遷と現状 …………………………………………8
はじめに …………………………………………………………………8
Ⅰ．漂白法の変遷とホームブリーチ法 …………………………………9
Ⅱ．漂白法のさらなる期待 ……………………………………………10

第1章　MIDと歯の漂白 …………………………………………12
はじめに …………………………………………………………………12
Ⅰ．歯の白さへの関心の高まり ………………………………………12
Ⅱ．MIDの概念とその波及 ……………………………………………14
Ⅲ．審美歯科とMID ……………………………………………………16
Ⅳ．漂白法と口腔衛生状態 ……………………………………………16
Ⅴ．過酸化水素 …………………………………………………………18
Ⅵ．過酸化水素の漂白作用 ……………………………………………20
Ⅶ．歯科における過酸化尿素 …………………………………………21
Ⅷ．歯の表面性状 ………………………………………………………23
Ⅸ．象牙質への過酸化水素の作用 ……………………………………25

第2章　歯の変色の原因・診断・処置 …………………………28
はじめに …………………………………………………………………28
Ⅰ．変色原因の推定 ……………………………………………………28
Ⅱ．外因性の変色 ………………………………………………………28
Ⅲ．内因性の変色 ………………………………………………………31
Ⅳ．フッ素による変色（斑状歯） ………………………………………34

Ⅴ．再石灰化……………………………………………………………………35
Ⅵ．加齢による変色………………………………………………………………36
Ⅶ．ホームブリーチ法の前処置…………………………………………………36
Ⅷ．ホームブリーチ法……………………………………………………………37
Ⅸ．患者への説明…………………………………………………………………40
Ⅹ．レザボアと漂白効果・知覚過敏の関係……………………………………41

第3章　オフィスブリーチ ………………………………………………46
はじめに……………………………………………………………………………46
Ⅰ．有髄変色歯の漂白……………………………………………………………46
Ⅱ．松風ハイライトの特徴と成分………………………………………………48
Ⅲ．松風ハイライトの臨床………………………………………………………49
Ⅳ．最近の評価……………………………………………………………………54

第4章　無髄歯の新しい漂白法 …………………………………………56
はじめに……………………………………………………………………………56
Ⅰ．無髄歯変色の原因……………………………………………………………56
Ⅱ．漂白法の適用…………………………………………………………………57
Ⅲ．ウォーキングブリーチ法（従来法）………………………………………57
Ⅳ．無髄変色歯の新しい漂白法…………………………………………………57
Ⅴ．新しい無髄歯漂白法の基礎的検討…………………………………………60
Ⅵ．新しい無髄変色歯漂白法の考察……………………………………………62

第5章　カスタムトレーの製作 …………………………………………64
はじめに……………………………………………………………………………64
Ⅰ．製作順序………………………………………………………………………64
Ⅱ．使用器材………………………………………………………………………64
Ⅲ．外来,術前処置と印象採得 …………………………………………………64
Ⅳ．技工操作………………………………………………………………………68

Ⅴ．マージン形態とレザボアについて……………………………………………73
Ⅵ．再び外来で……………………………………………………………………74
Ⅶ．患者へ渡すもの………………………………………………………………76

第6章　コンビネーション治療……………………………………………78
はじめに……………………………………………………………………………78
Ⅰ．歯列不正はあるが齲蝕や歯周疾患はない症例……………………………78
Ⅱ．軽度の齲蝕は経過観察し漂白した症例……………………………………79
Ⅲ．A3程度の色調，弱いテトラサイクリン変色のある症例 ………………81
Ⅳ．全体的に黄色みが強い症例…………………………………………………82
Ⅴ．テトラサイクリン変色と全体的な着色の症例……………………………82
Ⅵ．矯正しながら漂白処置（オフィスブリーチ法）を行った症例…………83
Ⅶ．メラニン色素除去（Phenol-Alcohol法）の症例 …………………………84
Ⅷ．レーザーによるメラニン除去法……………………………………………85
Ⅸ．オフィス／ホームブリーチを併用した症例………………………………87
Ⅹ．歯列不正が著しい症例………………………………………………………88
Ⅺ．前歯部の補綴も考慮する症例………………………………………………89
Ⅻ．テトラサイクリン変色と広範なレジン修復がある症例…………………90
ⅩⅢ．歯頸部にテトラサイクリン変色がある症例………………………………90
ⅩⅣ．臨床の現状から………………………………………………………………91

第7章　第二世代の漂白剤……………………………………………………92
はじめに……………………………………………………………………………92
Ⅰ．薬剤と光照射…………………………………………………………………93
Ⅱ．日本における漂白剤の研究…………………………………………………98

第8章　色の後戻りとメインテナンス，安全性………………………100
はじめに……………………………………………………………………………100
Ⅰ．色の後戻り，直後から数ヵ月……………………………………………100

Ⅱ．全体の色調，直後と3ヵ月後 …………………………………………………101
Ⅲ．歯種別，直後と3ヵ月後 ………………………………………………………101
Ⅳ．色調別，直後と3ヵ月後 ………………………………………………………102
Ⅴ．術前の明度と色の後戻り ………………………………………………………102
Ⅵ．上下顎，男女，年齢の差 ………………………………………………………102
Ⅶ．色の後戻り，数年後 ……………………………………………………………102
Ⅷ．漂白効果を継続させるためには ………………………………………………104
Ⅸ．リコール，PMTCと追加漂白 ………………………………………………104
Ⅹ．漂白剤の安全性 …………………………………………………………………104
Ⅺ．過酸化尿素ゲルの誤飲量 ………………………………………………………105
Ⅻ．漂白歯へのレジンの接着性 ……………………………………………………106
XIII．修復物への影響 …………………………………………………………………106

第9章　EBMと漂白法の今後 …………………………………………………108
はじめに ………………………………………………………………………………108
Ⅰ．EBMとは ………………………………………………………………………108
Ⅱ．IADR 2004 ………………………………………………………………………109
Ⅲ．まとめ ……………………………………………………………………………112

あとがき …………………………………………………………………………114

索引 ………………………………………………………………………………115

装丁：飛田　敏／イラスト：深見春夫，飛田　敏

序章

漂白法の変遷と現状

はじめに

　社会生活を営むうえで，相手に不快感を与えないことが現代人のエチケットであるといわれている．特に歯の色は，初対面の相手の第一印象を大きく左右する．白く健康的な歯は相手に清潔でさわやかな好印象を与える．

　昨今，白い歯への願望が非常に高まっているが，変色歯の審美性を改善する方法としては，ポーセレン・ジャケットクラウン，金属焼付ポーセレン・クラウン(PFM)，あるいはポーセレン・ラミネートベニア(PRV)のように大なり小なり歯質を削除して，人工物で置き代える補綴的方法と各種の漂白法とがある．

　補綴的な方法には将来的に破折，脱落，二次齲蝕，あるいは歯肉退縮に伴う審美障害の再発などの可能性を否定できないとともに，患者の経済的負担をも考慮する必要がある．また漂白法には効果の発現や持続性に不確定な要素があるのも否めない．

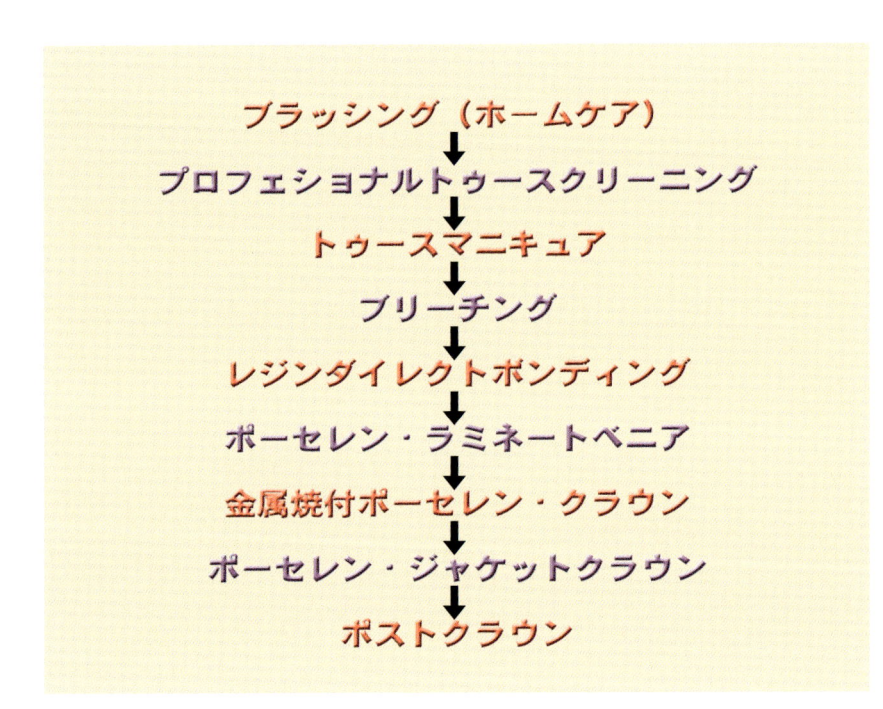

ブラッシング（ホームケア）
↓
プロフェショナルトゥースクリーニング
↓
トゥースマニキュア
↓
ブリーチング
↓
レジンダイレクトボンディング
↓
ポーセレン・ラミネートベニア
↓
金属焼付ポーセレン・クラウン
↓
ポーセレン・ジャケットクラウン
↓
ポストクラウン

図1　歯のホワイトニング．歯を白くする各種の処置法のうち，図の上段より下段になるにしたがって歯に対する侵襲の程度が大きくなる．MIの概念からもできるだけ歯に対する侵襲の少ない処置法を選択するべきである．

漂白法の変遷		
1844年	ミョウバン	Berdmore
1848年	次亜塩素酸カルシウム	Dwinelle
1848年	次亜塩素酸ナトリウム	Weatcott
1868年	シュウ酸	Atkinson
1884年	30％過酸化水素水	Harlan.AW
1889年	過マンガン酸カリウム	Kirk.EC
1895年	25％過酸化水素エーテル溶液	Westlake.A
1920年	過酸化ナトリウム	Prinz.H
1938年	過硼酸ナトリウム	Salvas.JC
1963年	過硼酸ナトリウムと過酸化水素水（WB）	Nutting.EB & Poe.GS
1989年	過酸化尿素（NGVB）	Haywood.VB & Heymann.HO
1991年	過酸化水素水＋触媒（Shofu Hi-Lite）	Friedman

日本の状態	
1997年11月	厚生省「松風ハイライト」認可
1998年 5月	松風ハイライト発売
2001年10月	厚生労働省「NITEホワイト・エクセル」認可
2001年12月	NITEホワイト・エクセル発売

図2 変色歯漂白の歴史的変遷.

　一方，近年カリオロジー（齲蝕学）の進展により，初期齲蝕は口腔内環境の改善により脱灰から再石灰化へと転換できることが示され，これまでの保存修復学の基本理念であった齲蝕の「早期発見・早期治療」や「予防拡大」の考え方が否定され，歯質保存の重要性が唱えられるようになってきた．

　変色歯の漂白法は，歯への侵襲を最小限にとどめ最大限の効果を得ようとするFDI（国際歯科連盟）の提唱するMI（Minimal Intervention：最小限の侵襲）[1]のコンセプト，すなわち予防と歯質保存を重視して，歯の寿命を延ばそうとする最近の流れに合致した処置法であり，できれば歯を削らずに白くしたいと願う患者の希望に応えることができる方法でもある（図1）．

I. 漂白法の変遷とホームブリーチ法

　日本では，1998年からオフィスブリーチ剤である「松風ハイライト」のみが生活歯漂白剤として厚生省の認可を得て市販されてきたが，2001年10月30日にホームブリーチ剤「NITEホワイト・エクセル」が着色歯面清掃補助材として認可され，同年12月上旬に発売が開始されたことによって，有髄歯漂白法における車の両輪がそろい，選択肢が広くなった（図2）．

　まさに，21世紀の幕開けの年が，有髄変色歯漂白の幕開けの年となったのである．

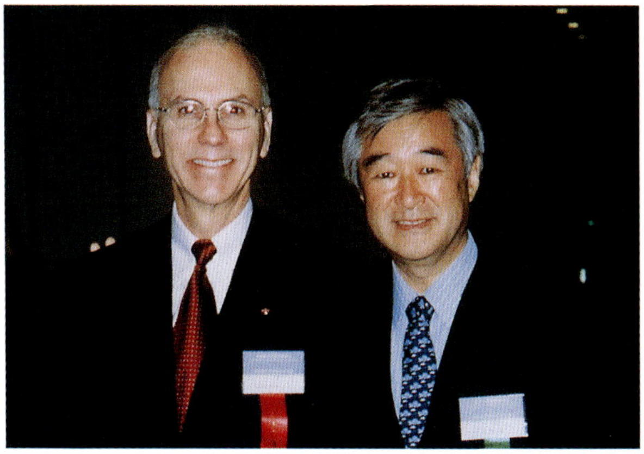

　このホームブリーチ剤においては，10％過酸化尿素ゲルをカスタム（マウス）トレー内面に塗布して口腔内に装着すると徐々に分解し，3.6％（オキシドールなどと同程度の濃度）の過酸化水素が生じる．これが歯の中にある有機色素を徐々に分解し，歯を白くするのである．

　10％過酸化尿素ゲルは，1970年頃アメリカで歯肉炎や歯周炎の治療のための消毒薬として用いられていたが，偶然にも歯を白くする作用があることが判明し，1989年にDr.Haywood（図3）とDr.Heymannがホームブリーチ法としての応用を「Night-

図3 ジョージア医科大学教授のDr.Haywoodはホームブリーチ法の生みの親，育ての親（これまで約80編に及ぶ基礎的，臨床的研究論文を発表）．そして世界の第一人者でもある．

guard Vital Bleaching」という論文[2]として発表し，注目を集めた．その後，多くの基礎的研究が行われ，薬剤の改善や，臨床技法の開発，そして多くの臨床報告が行われてきた．

現在アメリカでは多数の製品が発売されており，同国の98%の臨床歯科医師がホームブリーチ法を採用するにいたっている．さらに現在までの約14年間にわたり歯科医師の管理下で行われたホームブリーチ法に関しては，重篤な副作用を生じたという報告はなく，また多くの基礎実験などからもその安全性が肯定されている[3]．

日本では，マスコミ（テレビ，新聞，雑誌など）で広く報道されてはいるものの，安全性に対する疑問からか，歯科医師のホームブリーチ法への取り組みは残念ながらいまだ十分とは言えない状況にある．

ホームブリーチの臨床手順としては，まず歯の変色の原因を調べ，適切な診査，診断の後に漂白法の長所・欠点，さらに漂白法以外の処置法についての説明を含め，十分なインフォームド・コンセントを行う必要がある．

そして，漂白法の適応と判断され，漂白処置についての同意が得られたなら，術前の歯の色を客観的に評価・記録してから，アルジネート印象材で全顎の印象採得を行い，石膏模型を製作する．漂白対象歯の唇面にレザボア製作のためのレジンを盛り，軟性樹脂のEVAシートで歯の表面をカバーする適合性のよいカスタムトレーを製作する．

歯をよく磨いてからこのカスタムトレーの中に少量のホームブリーチ剤を入れ，口腔内に装着する．1日に約2時間トレーを装着し，これを通常2週間程続けると漂白効果を実感することができる．個人差はあるが，副作用として漂白中に知覚過敏を生じることがあるので，これに対する適切な対応も必要になる．

また，漂白効果を高めるためには漂白期間中，特にトレー撤去後，1時間程度は濃い着色性飲食物摂取の制限や，禁煙も必要となる．漂白終了後に白さを維持するためには定期的にリコールして，TBI（Tooth Brushing Instruction）あるいはPMTC（Professional Mechanical Tooth Cleaning：専門家による機械的歯面清掃）やPTC（Professional Tooth Cleaning：専門家による歯面清掃）を行い，必要に応じて追加漂白（タッチアップブリーチ）を行う．

アメリカでは，テトラサイクリンによる重度の変色歯に6ヵ月間ホームブリーチ法を行い，審美性が著しく改善され，しかも副作用はほとんどなかったことが報告されている[4]．

II. 漂白法のさらなる期待

オフィスブリーチ法と比較してホームブリーチ法は，患者にとって自分で処置をするわずらわしさがあるが，診療時間が短い，通院回数が少ない，漂白剤の安全性が高い，経済的負担が少ない，効果の予知性が高い，色の後戻りが少ないなどの多くのメリットを有しており，日本でも急速な普及が期待される．

また，近年注目されている3DS（Dental Drug Delivery System）と同様に歯の表面に付着している齲蝕原性細菌への消毒効果（齲蝕予防効果[5]），そして過酸化尿素が漂白に用いられる以前に研究されていた歯周炎，歯肉炎に対する治療あるいは予防効果が期待されるのみならず，患者の自分の歯に対する関心が高まり口腔衛生管理（ブラッシング，フロッシングなどのセルフケア）のモチベーションが高まることから（すでにホームブリーチ法を行ったグループで歯周ポケットが減少したことが報告されている）[6]，歯の寿命を長くし，8020運動に大いに貢献できる方法になると思われる．

そして何よりも，変色歯で悩む多くの人をコンプレックスから開放し，輝く笑顔を与えることができ，さらに心から感謝されるという素晴らしい方法であることから，ぜひとも日常臨床の選択肢のひとつに加えられることが望まれる．

今後歯科医療の一分野として広く認知されることが期待される変色歯漂白法の中でも，特に，望ましい副次的な効果をも期待できるホームブリーチ法についての正しい理解と，日本における普及を願っている．

参考文献

1. Tyas ,M.J.,et al. : Minimal Intervention dentistry-a review. FDI Commission Project 1-97, Int Dent J, (50), 1〜12, 2000.
2. Haywood, V. B., Heymann. H. O .: Night guard vital bleaching. Quintessence Int, (29), 173〜178, 1989.
3. 宮崎真至，小野瀬英雄：歯の漂白に関する現状とEvidence-その文献的考察①．日本歯科評論，62(5)，107〜118，2002.
4. Leonard, R. H., Haywood, V. B., Eagle, J. C., Garland, G. E., Caplan, D. C., Mathews, K. P., Tart, N.D.: Night-guard vital bleaching of tetracycline-stained teeth : 54 months post treatment.J Esthet Dent, 11, 265〜277, 1999.
5. Bentley, C. D., et al.: Effect of whitening agents containing carbamide peroxide on cariogenic bacteria. J Esthet Dent, 12, 33〜37, 2000.
6. 仲西健樹，中井宏昌，中村　義，川原　大，川原春幸：Nightguard Vital Bleaching(NGB)前後のProbing Depth Profile，第1回ACOC学術大会，沖縄，2001，11．

第 1 章

MID と歯の漂白

はじめに

　本章では，ホームブリーチ法は MID（Minimal Intervention Dentistry）の入り口となる可能性に加えて，「歯の漂白」の概要，漂白のケミカルメカニズムについて言及する．

I. 歯の白さへの関心の高まり

　テレビや雑誌などのメディアで見るタレントやスポーツ選手たちの歯が，ホワイトニングにより白いことに気がつくことがある．

　タレントやモデルなどのように外見が重視される職業以外の人々も，最近は歯の審美や口臭に関心を持つようである．当初は若い女性が中心と予想された日本でのホワイトニング対象者は，漂白法が普及し始めて 5 年目の 2004 年には，女性はもちろん若い男性や老化が気になり始める中高年からも関心を持たれる処置になりつつある．

　昭和大学歯学部 2 年生の 85 名に行ったアンケート（2003 年）では，図 1-1〜3 のような結果が得られた．図 1-1 は，自分の歯の色についての質問である．図 1-2 が審美歯科のイメージ，図 1-3 は歯の漂白のイメージについてである．自分の歯の色は 63.5％が「少し黄色い」〜「やや黒い」と感じ，審美歯科に対しては 1/3 が肯定的に考え，漂白については 3/4 が「良いこと，自分もしたい，これからは必要」と肯定的な回答を寄せた．対象の 85 名は年齢 20 歳前後，男女比は 55：45 の歯科医学の基礎勉学中の学生という特殊なグループである．

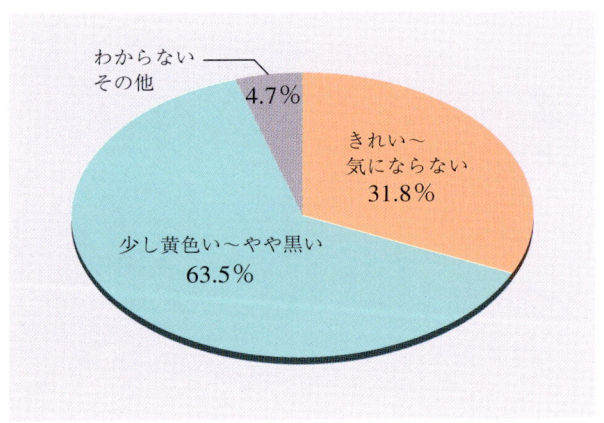

図 1-1　自分の歯の色に対するイメージ（歯学部 2 年生）．

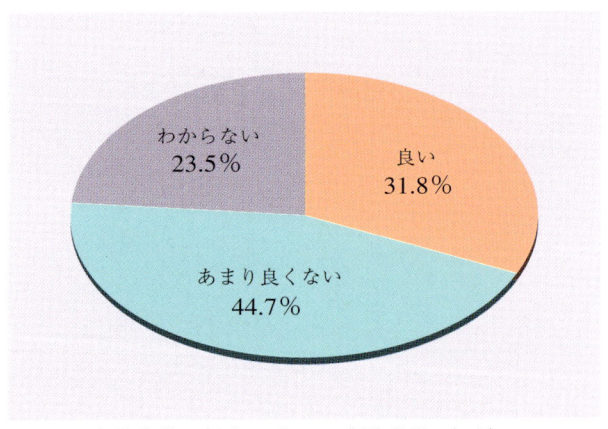

図 1-2　審美歯科に対するイメージ（歯学部 2 年生）．

第1章 MIDと歯の漂白

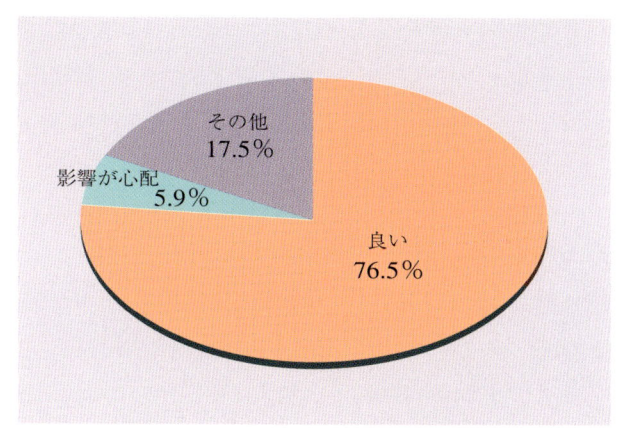

図1-3 歯の漂白に対するイメージ（歯学部2年生）．

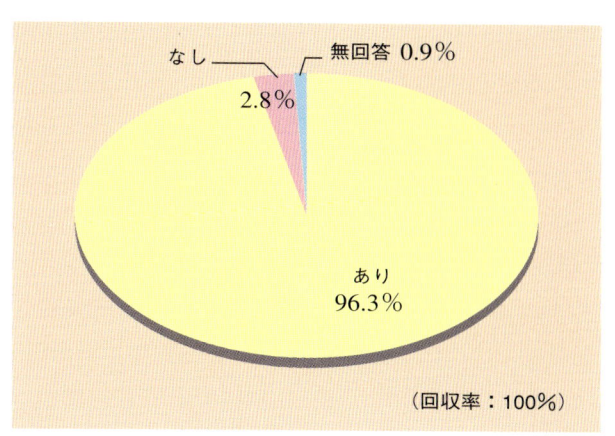

図1-4 歯の色の相談を患者から受けたことがあるか（歯科医師）．

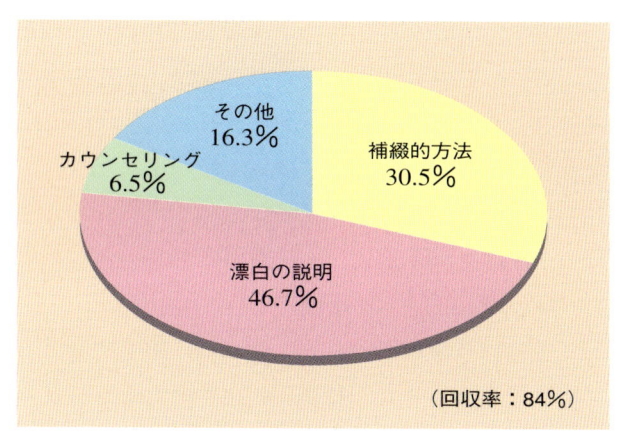

図1-5 どう説明したか（歯科医師）．

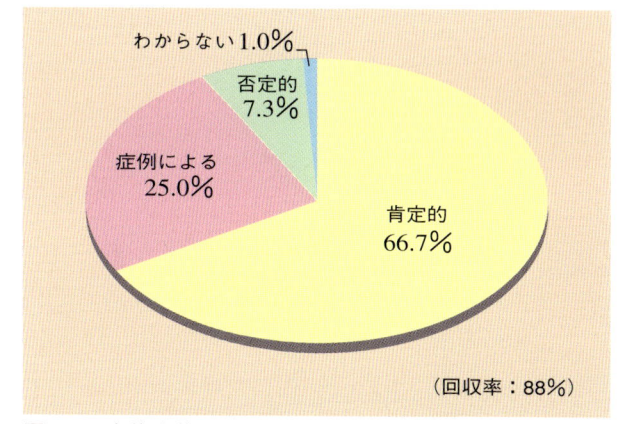

図1-6 審美歯科に対するイメージ（歯科医師）．

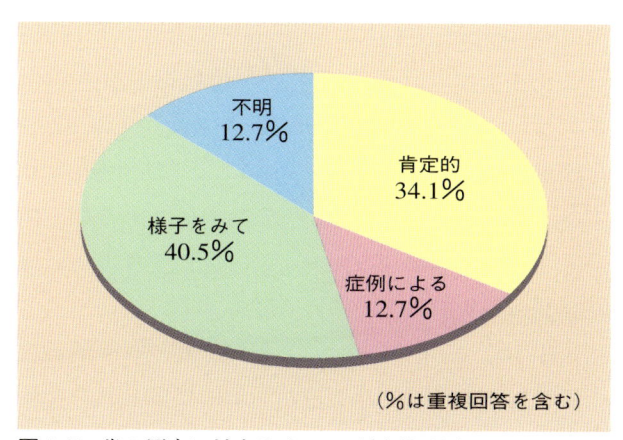

図1-7 歯の漂白に対するイメージ（歯科医師）．

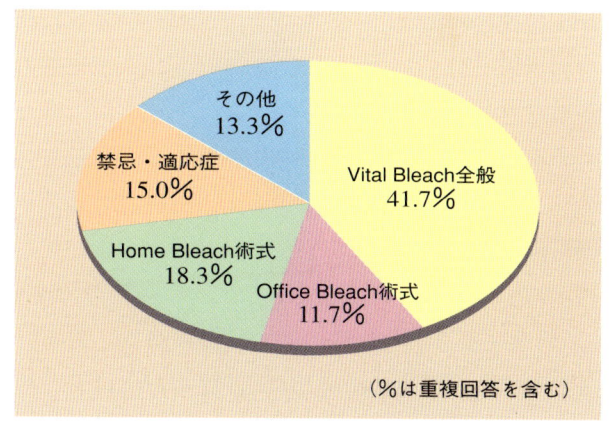

図1-8 どのように取り入れたいか（歯科医師）．

　筆者らが，2000～2003年に東京医科歯科大学歯学部同窓会で行った「歯の漂白コース」での事前アンケートの結果を図1-4～8に示す．このアンケート対象者は，歯の漂白に関心を持つ歯科医師109名で，年齢は30～40歳代が80名を占めている．図1-4は，患者から歯の色について質問を受けたことがあったか．図1-5に，質問に対してどう説明したか．図1-6に，審美歯科に対するイメージ．図1-7には，漂白に対するイメージ．図1-8に漂白をどのように取り入れたいかの結果を示す．

　審美歯科に対しては，図1-6に示すように，66.7％が肯定的で「症例により肯定」の25.0％を加える

13

とほとんどが，これからは必要と回答した．歯の漂白については図1-7のように，34.1%が肯定的で，「症例による」「様子をみて」の12.7%，40.5%を加えると，やはりほとんどが前向きな回答を寄せた．

審美歯科に対するイメージの項目で，学生(図1-2)と歯科医師(図1-6)の回答には大きな差がある．学生は，「審美歯科＝美容」と捉え，マイナスイメージが44.7%となった．いっぽう，歯科医師は「審美」を歯科医学的に正しく捉え，91.7%が肯定的に回答したと考えられた．

これらのアンケート結果からは，現役の歯科医師も歯学を学びつつある学生も，歯の漂白には高い関心を示すことが理解できる．2010年以降の歯科医療を担う人たちの漂白への関心は，われわれが思っているよりも，高いことが感じられる．

アメリカでホームブリーチ剤「Omni White & Brite」(1989年)，オフィスブリーチ剤「Shofu Hi-lite」(1991年)が発売されたことから始まった漂白による歯の審美性回復は，時代の要請にマッチし，ヨーロッパやアメリカでは新しい審美手法・漂白術式・薬剤がこの十数年の間に多数登場し，紹介されている．

いっぽう，日本における新しい漂白剤の入手，使用に関しては，1995～2001年頃にいたるまで材料や器材を並行輸入や個人輸入により入手し，十分な説明を行ったうえ，歯科医師の裁量で臨床応用していた．認可後にも個人輸入するのは，漂白剤の進歩が日進月歩のため，より安全でより効果の高い最新のものを使用したいためであろう．

「過酸化物を用いる歯の漂白」の申請は，日本では初めてで，厚生労働省(旧厚生省)の対応はきわめて慎重であった．オフィスブリーチ剤「松風ハイライト」の治験は，1994年にスタートし認可は1997年11月，発売は1998年5月であった．

またホームブリーチ剤「NITEホワイト・エクセル」は，申請が1997年，認可は2001年11月であった．このように日本は，申請から許可まで長い年月を要することもあって，歯の漂白に関してはアメリカから7～10年遅れているというのが実感である．

日本での有髄変色歯の漂白法は，1998年5月から「松風ハイライト」，2001年12月から「NITEホワイト・エクセル」を導入することでスタートした．

ホームブリーチ剤は2003年6月には日本に64,000ヵ所ある歯科診療所のうち13,000ヵ所で使用されているという．そして今後もさらに普及すると考えられている．

歯の漂白で先進的な立場のアメリカではCRA(Crinical Research Association)の報告によると，1995年には漂白法を行う歯科医師の割合は66%，1999年には90%以上，2003年には，ほぼ100%ともいわれている．漂白の普及の流れが，世界的で普遍的なものか，あるいは一時の流行でいずれ下火になってしまうのかは，今後歴史が証明するだろう．

II．MIDの概念とその波及

1．カリオロジーの発展

できる限り歯を削らない処置のほうが早期発見・早期治療するよりも，長期にわたり歯を維持できるという考え方をFDIが提唱している．これはMID(あるいはMI)という言葉で表現され，2000年にInternational Dental Journalで紹介されている[1]．

これまで歯科医療関係者は，前世紀初頭の1908年にシカゴのNorth Western大学教授G.V.Blackが提唱し，確立した窩洞の原則に従い齲蝕治療を行ってきた．21世紀になった今日ですら，歯学部・歯科大学での基礎教育ではG.V.Blackの考えに沿った窩洞条件を教えているところもある．

MIDは，従来のいわゆる永久修復という考え方の対極に位置する．歯質を積極的に切削し，非接着性の修復物を基本とし予防拡大・保持形態を付与する齲蝕治療法の概念を，根本から見直すものである．

近年のカリオロジーの発展，この十数年間で飛躍的な発展を遂げた接着歯学の恩恵，EBM概念の導入，寿命の延伸により，自分の歯を長く使いたいという要望が，MIDをより重要なものとしている．MIDの提唱は，修復材料の強度や耐久性などの理工学的側面・技術的な制限を意識した今までの治療

法から，齲蝕発症のメカニズムや病巣の組織学的把握といった生物学的側面を考慮したものへの移行と言い換えることもできる．

金属探針により小窩や裂溝を触診する初期齲蝕の検査方法が，FDI によって見直されたのも MID の一端である．初期齲蝕病巣の入り口を破壊し拡大する鋭利な金属探針を使用する診査法は，十分に侵襲的なのである．

感染し軟化した象牙質を過不足なく除去するために，齲蝕検知液（CDT）が用いられてきた．最近は，CDT の見直しや，適切な硬度を持つ樹脂製のバーで，必要以上に歯質は除去できないようなアイデアもあるが，この考え方もまた MID に沿ったものである．

従来からの C0～C4 の齲蝕分類に加え，CO（シーオー：Caries under Observation）という分類は，再石灰化可能と診断されるごく初期の齲蝕，あるいは進行しない齲蝕を発見しても直ちに処置せず，カリエスリスクの低減策を講じたうえで一定期間は観察を続け経過を診るもので，これも MID の観点からの発想である．

齲蝕の進行を詳細に検討したカリオロジー[2]とリスク診断の考え方は，従来からの齲蝕の早期発見，早期処置とは異なる考え方である．

2．永久修復への反省

カリエスは進行性であり，その進行が広がる前に「永久修復」しなくてはならないという早期治療は，口腔内にどのような影響を与えたであろうか．

「生涯にわたり歯を美しく健康な状態に保つ」ことが歯科医療従事者の使命である．歯科医療はこれを実現するはずだが，現実にその成果は得られてきたのだろうか．

いわゆる永久修復の考え方は，進行性で不可逆のカリエスを対象とし，早期発見・早期治療を最善の処置とし，不潔域と予防拡大の概念から健全歯質をも積極的に切削し，鋳造修復物あるいは非接着性の銀アマルガムなどで修復するのが前提である．G.V. Black の時代における歯科治療は，治した部分が脱落しないこと，壊れないことが最大の目標であった．

永久修復とは言うもののこれらの修復物周辺に齲蝕が発症すると，旧修復物の除去と再び多量の歯質の削除，そして必要があれば歯髄処置，さらに大規模な歯冠修復を行う．このサイクルにより，最終的に保存処置は困難となり，抜歯にいたる．これは歯の結末であり，永久修復には将来，歯を喪失するという可能性が存在していたのである．

材料の限界と臨床術式の不完全さ，さらに口腔内管理の不十分さが，早期発見・早期治療の問題点を見えにくくしていたのも事実である．金属修復物はもとより，コンポジットレジン材料も，永久的な耐久性を持ち得ず，辺縁の破折や着色，辺縁での齲蝕の再発などにより，数年後には再修復が当然のように行われていた．

森田の報告[3]にあるように，完成した修復物が再修復にいたるまでの期間がそれを裏付けている．

3．MID の実践とその領域の拡大

修復物の寿命は，歯科医師や患者が考えているほど長くないことを，再修復の事実が物語っている．この由々しきサイクルに陥らないためには，歯質の削除時期をできる限り遅くし，削除量もできる限り少なくすることが望ましい．MID は以下のように実践される．

①初期齲蝕はすぐに切削せず，管理することで再石灰化を促進
②再石灰化促進のために，口腔衛生指導，PMTC およびフッ化物などを応用
③齲蝕が進行し，深部にまで及んでいる場合も，感染歯質のみを除去し接着性材料で修復

齲蝕を管理するには，唾液検査などによるカリエスリスク診断，リスクに基づく個人ごとの予防プログラム（Order Made Dentistry）の導入，PMTC とフッ化物の応用による再石灰化促進などがある．

歯質を切削する際にも，齲蝕検知液を用いた感染歯質のみの除去，窩洞内の減菌，3 MIX 法（病巣無

菌化組織再生療法）の応用，接着性コンポジットレジンを用いた充填および充填後のフォローアップとメインテナンスにより処置歯の寿命を延ばすことを配慮する．

　MID は，当初は初期齲蝕に対するものであったが，この考え方は拡大され，歯質削除（窩洞形成），歯髄，歯列に対する MID などが提唱されつつある．

　今後，歯の再石灰化現象の解明とコントロール，長期的に安定し優れた接着性を持つ材料の開発により，最小限の侵襲がさらに現実的になり，その結果，歯の寿命は飛躍的に延長されるだろう．

　接着修復材料の耐久性，特に象牙質へのレジン修復材料は，接着直後には相応の成果を収めているものの，修復後 3～5 年が経過した場合の接着力の変化はいまだに解明されていないことにも注意する必要がある．

III．審美歯科と MID

　歯並びをきれいにしたい，歯の色を明るくしたい．誰に見られても恥ずかしくない歯にしたい，口元に自信を持ちたい，さらには，ほかの人に不快感を与えたくないなどの要望に応え，審美歯科はこの数年，急速に社会に浸透しつつある．

　審美歯科は大がかりで長期にわたる治療期間を要する矯正治療や，多量の歯質の削除を伴いつつ審美性補綴物を装着する金属焼付ポーセレン・クラウンなどが主な処置と考えられていた．

　金属焼付ポーセレン・クラウンによる審美性の改善は，熟練した高度なテクニックが要求され，多数歯に及んだ場合には金額的にも気軽に受けられるものではなかった．

　これらの経済的な障壁や，なるべく歯を削られたくない患者側の希望からも，変色歯にはもっと歯質保存的な審美性改善の方法が求められていた．

　色は気になるが「歯を削ってまで白くしたくはない」と言う患者の潜在数は非常に多いと思われる．

　この十数年で発展した有髄歯の漂白は，歯質を保存しながら審美性を改善できる方法として，歯科医療従事者のみならず，広く社会からも注目されている．歯質を侵襲しない処置は，21 世紀の歯科治療の主要な部分を占める，という考え方も出てきている．

IV．漂白法と口腔衛生状態

1．その前提条件と患者の意識

　有髄歯の漂白法は，歯の表面から薬剤を作用させるため，歯の表面状態がその効果を左右する．すなわち，漂白を開始する前に歯面は十分に清掃しておく必要がある．また齲蝕と歯肉炎も完治させておく必要がある．清掃状態が不良であると漂白効果が減弱され，炎症のある歯肉へ漂白剤が付着すると，歯肉の疼痛が強まる可能性がある．

　ホームブリーチ法では患者自身が漂白処置を行うため，口腔内への関心を高め，ある程度まで自分で管理する必要があり，ホームケアによるブラッシングやフロス使用のみならず，PMTC が漂白処置には必須とされる．

　また，有髄歯の漂白法では 2～3 年後には色の後戻りが認められることがあるが，6 ヵ月おきの定期検診時に表面着色の除去や PMTC により，後戻りを遅らせることができる．漂白後に色調が戻った場合，追加漂白を行うこともある．漂白後の定期検診（メインテナンス）は，口腔内の健康状態を良好に保ち，より長く歯を維持することを可能にしている．

　このように漂白法は，歯の色を白く見せ，一時的に審美的な満足を与えるだけではなく，口腔内への関心を高め，衛生状態を向上させる方法として捉えることもできる．

2．齲蝕原因菌と軟組織への影響

　漂白法に使用する薬剤が，口腔内環境に及ぼす影響がいくつか報告されている．

　過酸化尿素ゲルがプラークの沈着と歯肉の状態に及ぼす影響に関する報告として，Shipman らは，21 歳から 90 歳の 44 名が，3 ヵ月間の二重盲検法による臨床試験に参加し，11％過酸化尿素を含有するグリセリンゲルを歯肉表面に 1 日 3 回食後に 2 分間塗布したところ，プラークスコアは有意に減少した

表1-1 松風ハイライトとNITEホワイト・エクセル

分類	オフィスブリーチ	ホームブリーチ
製品名	松風ハイライト	NITEホワイト・エクセル
種類	変色歯漂白剤	着色歯面清掃補助材
特徴	診察室で使用．光反応と化学反応で短時間に処置できる．漂白効果は安定．ペースト状，カラーチェンジで操作の目安になる．短時間で効果が現れる．直後の後戻りが大きい．pH 4（練和時）．可視光線を照射するオフィスブリーチ剤	家庭で用いる漂白剤．歯の構造を変えることなく，明度を上げることができる．穏やかな漂白効果のために発現が遅い．白濁のない透明感のある白さ．pH 6.8．カスタムトレーを使用するホームブリーチ剤
製造・販売	Shofu U.S.A.Inc.,㈱松風	Discus Dental ㈱デニックス・インターナショナル，ササキ
成分	粉末：増粘剤（シリカ），過酸化物（オキソン），指示薬（ギネアグリーン），液：35％過酸化水素	10％過酸化尿素ゲル，ビニルポリマー，プロピレングリコール，酸化エチレン，グリセリン，セルロース，pH調整剤，香料
製品形状	液（14 ml×2）と粉末（5 g），ブルーワセリン（歯肉保護用），粉量計，紙練板，スパチュラ，筆先10本	シリンジ3 g×6，シリンジ用チップ，トレーケース，簡易シェードガイド，トレー用シート×2：12.5 cm正方形，厚さ1.0 mm，半透明の弾性のあるエチレン酢酸ビニル（EVA）
発売年月	1998年5月	2001年12月

が，歯肉炎指数は変化しなかったと報告している[4]．

またBentleyらは，過酸化尿素を含む漂白剤が齲蝕原生細菌に及ぼす影響を報告している[5]．これは，1％過酸化尿素に2時間接触したミュータンス菌（MS），乳酸菌（LB）はともに培地上では生育しないというものである．

さらに10％過酸化尿素を塗布した上下顎カスタムトレーを1日1時間装着するホームブリーチ法を6週間行う前と後の，唾液中の細菌数を調べると，乳酸菌（LB）は有意に減少し，ミュータンス菌（MS）は減少したが有意差はなかったという．これらから，10％過酸化尿素は，抗菌効果を持ち抗齲蝕作用が期待できるとしている[5]．

仲西らは，ホームブリーチを100日間行う前と後で歯周ポケットの深さを調べた．これによると，2 mm前後のポケットは100日後でも変化しなかったが，4 mm前後のポケットは2 mm程度まで減少した（セルフケアによる口腔衛生状態の向上もある）．いっぽう，ホームブリーチを行わないグループでは，100日後でもポケット深さに変化は見られなかったと報告している[6]．

さらに竹中らは，20歳代の医局員および学生の9名を被験者として，ホームブリーチを行うことにより，口腔内細菌が減少し，バイオフィルムを可及的に除去するPMTCの併用によって得られる口腔内細菌に対する作用やプラーク付着抑制作用があることを報告している[7]．

以上のように，ホームブリーチ法は歯を白くするだけではなく，患者自身の口腔内衛生への関心が高まり，ブラッシングの励行により口腔内の衛生状態も改善される．また10％過酸化尿素自体にも，歯周病をある程度改善する効果が認められている．

3．漂白メカニズム

有髄変色歯を漂白するには，オフィスブリーチ法とホームブリーチ法がある．オフィスブリーチ法には35％過酸化水素と触媒，光線を使用し，ホームブリーチ法は10％過酸化尿素とカスタムトレーを使用するものが主流である．表1-1にそれぞれの代表的製品の「松風ハイライト」と「NITEホワイト・エクセル」の成分と特徴を示す．

濃度は異なるが漂白の主体は過酸化水素であり，過酸化物により漂白作用を発現させるのが基本的な考え方で，漂白効果を高め副作用を減少させ，使いやすくするために組成や術式を考慮してある．

最近は，10％過酸化尿素と増粘剤というシンプル

表1-2　知覚過敏抑制成分を含むホームブリーチ剤

製造会社	製品名	主な成分
Den-Mat	Rembrandt Xtra Confort	12, 22, 30%過酸化尿素，硝酸カリウム
Dentsply/Prevetive Care	Nupro Gold	15%過酸化尿素，フッ化ナトリウム
Discus Dental	Nite White Excel 2NSF	10, 16%過酸化尿素，フッ化ナトリウム
Discus Dental	Nite White Excel 2Z	10, 16, 22%過酸化尿素，フッ素，硝酸カリウム，
ILT/Brite Smile	Brite Smile	10%過酸化尿素，12%過酸化水素，2%フッ化ナトリウム
Omni	White&Brite Ultimate	10, 15, 22%過酸化尿素，フッ素
Shofu	Hi-Lite2	非過酸化物 Hydroxy lite
Spectrum Dental	Contrast P.M.Plus	10, 15, 22%過酸化尿素，硝酸カリウム
Ultradent	Opalescence F	15, 22%過酸化尿素，0.11%フッ素イオン
Ultradent	Opalescence PF	15, 22%過酸化尿素，0.11%フッ素(NaF)，3%硝酸カリウム

な組成から，トレー装着時間を短くするため過酸化水素を5〜10%含む製品や，硝酸カリウムやフッ化ナトリウムなどの知覚過敏を抑制する成分を含む製品に移行しつつある（表1-2）．

V. 過酸化水素

1. 過酸化水素の性質

純粋な過酸化水素（H_2O_2，分子量：34）は，淡青色・シロップ状の液体である．過酸化水素は水と任意の割合で混合し，エタノールやエーテルに溶ける．過酸化水素の用途は，酸化剤，漂白剤，消毒剤，ビニル重合の触媒，ロケットの液体燃料などである．

また，過酸化水素は，食品用の消毒剤・漂白剤として使用される．食品に使用する際には，最終食品の完成前に完全に分解または除去しなければならない，という使用基準がある．

2. 消毒剤としての過酸化水素

2.5〜3.5%過酸化水素水はオキシドールと呼ばれ，創傷・潰瘍部位などの消毒に使用される．過酸化水素は，粘膜や血液に存在するカタラーゼにより分解され，瞬間的に殺菌作用を発揮するとされる．毒性が低く，分解時に酸素の泡を放出するため創傷部位の洗浄作用も有している．

高濃度の過酸化水素は，グルタラールにほぼ匹敵する殺菌効果と抗微生物スペクトルを持ち，ヨーロッパやアメリカでは，6%以上の安定化過酸化水素が眼圧計，ベンチレーター，軟性内視鏡などの医療器具の消毒にも利用されている．過酸化水素ガスをプラズマ化して低温滅菌を行う装置なども国内で市販されている．

3. 過酸化水素の適用範囲

過酸化水素の適用は，オキシドールまたは2〜3倍希釈過酸化水素として，創傷・潰瘍，口腔粘膜，齲窩，根管，歯，口内炎，耳鼻咽喉（耳鼻科では，グリセリン，アルコールで希釈）を消毒するために用いられる．

連用すると口腔粘膜は刺激されるという副作用がある．眼にも刺激性があり眼科用器具に使用した場合は十分に水洗いする必要がある．使用上の注意は，長期間または広範囲に使用しない．眼に入らないよう注意する．もし入った場合には水でよく洗い流す．易刺激性の部位に使用する場合は，正常の部位に用いるよりも低濃度にすることが望ましい．

また深い創傷に使用する場合の希釈液としては，注射用蒸留水か滅菌精製水を用い，水道水や精製水は用いないようにと指示されている．

4. 過酸化水素の抗微生物スペクトル

過酸化水素の殺菌作用は酸化作用によるとされる．グラム陽性菌，グラム陰性菌，酵母，ウイルスに有効で，グラム陽性菌に対するよりもグラム陰性菌に対する効力のほうが強い．

長時間の接触，または高濃度（6%以上）においては糸状菌，結核菌，芽胞にも有効である．作用機序

表1-3 フリーラジカルと活性酸素

フリーラジカル	
・OH	ヒドロキシラジカル→不飽和二重結合に作用．色素の分解
HOO・	ヒドロペルオキシラジカル→最も強力なフリーラジカル
O_2^-・	スーパーオキサイドアニオン
NO_2	二酸化窒素
NO	一酸化窒素
活性酸素	
・OH	ヒドロキシラジカル
H_2O_2	過酸化水素
O_2^-	スーパーオキサイドアニオン
$^1O_2$	一重項酸素

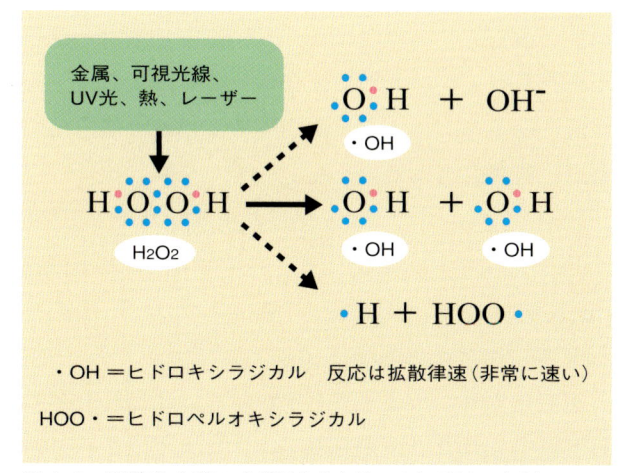

図1-9 過酸化水素の分解（参考文献8より引用・改変）．

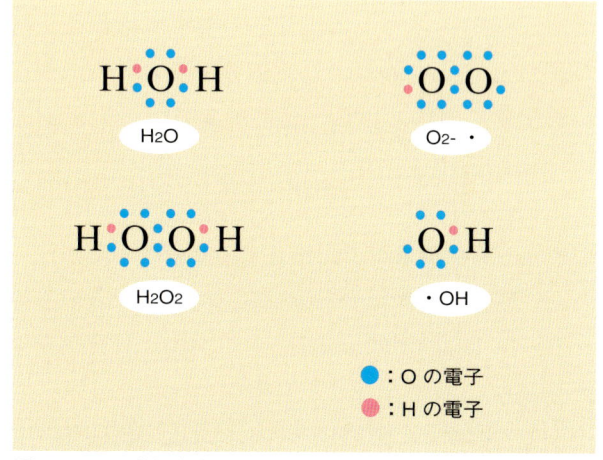

図1-10 過酸化水素とヒドロキシラジカルの電子配置（参考文献8より引用・改変）．

5. 漂白の原理・フリーラジカル

辻本によると，過酸化水素は，金属や光・熱などの存在で分解し，ヒドロキシラジカルあるいはヒドロペルオキシラジカル（不対電子）を生ずる[8]．表1-3にフリーラジカルと活性酸素を示す．図1-9に過酸化水素の分解の様子を示す．

酸素は二個の対になった電子を持つが，L殻の電子は内側のM殻電子よりもエネルギー的に不安定で，ほかの原子と結合して分子を作りやすい．価電子は通常，対になっているが酸素は不対電子を持つ．不対電子を持つ原子や分子は，自らを安定させるために酸化還元反応を起こす．不対電子を持つ原子や分子をフリーラジカルという．

はヒドロキシルラジカルを発生し，脂質膜，DNA，細胞内容物をアタックするためとされる．

フリーラジカルは，極性がきわめて強く不安定な不対電子を持ち，ほとんどの有機質の未飽和の二重結合（着色分子鎖）を持つ分子を切断し，より低分子の物質とし，ラジカル自身はこの反応により安定化される．歯の変色の原因となる物質の二重結合部分を，ラジカルが酸化・分解して，低分子化した無色の物質とすることが，漂白の原理とされる[9]．

図1-10に，フリーラジカルの電子配置を示す．フリーラジカルは活性が大きく不飽和二重結合に反応しやすいヒドロキシラジカル（・OH），生体にダメージを起こす力は弱いスーパーオキサイドアニオン（O_2^-），最も強力なフリーラジカルであり，ヒドロキシラジカルが過剰の過酸化水素（H_2O_2）と反応して生成するヒドロペルオキシラジカル（HOO・），二酸化窒素（NO_2），一酸化窒素（NO）などがある．

また過酸化水素は，酸性環境下では分解しにくく，アルカリ環境や金属触媒によって分解が促進される．Goldsteinらは，過酸化水素は酸性環境下で $H_2O_2 \rightarrow H_2O + O\cdot$ のように分解し，弱いフリーラジカル（$O\cdot$）を発生し，塩基性環境下では，$H_2O_2 \rightarrow H + HO_2 + \cdot$ のように分解し，強いフリーラジカル（$HO_2\cdot$）を発生するとしている[10]．

このフリーラジカルが有機性着色物質を分解して，低分子の無色の物質とすることで漂白作用が発現する．不安定な過酸化物である漂白剤から，さらに不安定なフリーラジカル（対のない電子を持った分子：発生期の酸素）へ，そして高分子の着色有機物を分解（電子を奪う：酸化反応）し，低分子量の着色の少ない有機物に変化，さらに反応が進めば CO_2 や H_2O に分解する．

したがって漂白作用を発現させるには，フリーラジカルを着色物質まで到達させる必要がある．

活性酸素は，大気中の酸素よりも活性が高い酸素あるいはその関連分子であると同時に，ヒドロキシラジカル（$\cdot OH$）であり，このフリーラジカルはほとんどの有機物と拡散律速に近い速度で反応し，コラーゲンや色素の二重結合に対しては付加反応を生じ，反応速度が速い．活性酸素は過酸化水素（H_2O_2），スーパーオキサイドアニオン（O_2^-），一重項酸素（$^1O_2$）などがある．

また活性酸素は，酸素が励起されたり，段階的に還元されたりして発生する三重項酸素（大気中に存在する安定した酸素）分子よりも，反応性が高い活性に富む酸素種である．生体の細胞レベルでは，殺菌・異物除去などの生体防御反応や循環障害およびその後の虚血再灌流などに起因して，活性酸素種が発生することもある．

活性酸素種は，光・放射線や純酸素の影響など生体外からの因子で発生することもあり，外科領域ではポルフィリンとレーザー光線による一重項酸素発生を利用した腫瘍摘出術が開発されている．

6. フリーラジカルの為害性

歯科領域では，充填物の重合反応や，根管消毒・清掃など治癒機転に活性酸素種が関与することがある．コンポジットレジンの重合や根管清掃時に発生する活性酸素種は，生体内で消費されやすいスーパーオキサイドアニオンや，寿命が瞬間的である一重項酸素であるために生体に対する為害性は少ない．

ところが，漂白では過酸化水素に光を照射，熱を与えて分解する過程で，為害性が高い活性酸素種であるヒドロキシラジカルが発生する．

矢崎らは，ウォーキングブリーチ法により発生する歯根の外部吸収は，余剰のヒドロキシラジカルによる可能性が高いとしている．ヒドロキシラジカルの消去能を有する薬剤には，DMSO，ポリフェノールを含むフェノール類およびエタノールがある．臨床的にはエタノールが，漂白剤の漏洩時や漂白後の処置に有効とされる[11]．

辻本，山崎らは，0.3～30％の過酸化水素と0.5％ NaOClに，キセノンランプ，ハロゲンランプ，He-Neレーザーを光照射して発生したラジカルをESR（電子スピン共鳴）により測定している．

過酸化水素からは濃度と照射時間に比例した量のヒドロキシラジカルが発生し，次亜塩素酸からは照射時間に比例したDMPO-Xの発生が確認され，光源別では，キセノンランプ，ハロゲンランプ，レーザーの順にヒドロキシラジカルの発生が多かったとしている[12]．

VI. 過酸化水素の漂白作用

1. 過酸化水素の歯質内部での作用の考察

過酸化水素は，歯の硬組織成分であるハイドロキシアパタイト（リン酸カルシウム結晶）の純粋なものには作用せず，エナメル質内の数％といわれる有機成分に作用していると考えられる．

歯質の中で，ハイドロキシアパタイト成分，コラーゲン，そのほかの有機物にどのようにして着色が生ずるかが明らかになれば，変色や漂白のメカニズムはより明らかになるだろう．

過酸化水素による漂白は，ラジカル反応による発色基の修飾（発色の消失），発色物質の分解（消滅）によるとされている．通常は，可溶化された発色物質

は移動・除去されるが，歯質内部での分解産物の挙動は不明である．

青葉は，歯の表面から作用させる過酸化水素や過酸化尿素の拡散・浸透と同様な考察が必要になるとしている．すなわち歯の表面に分解産物がにじみ出すのか，歯髄方向に向かうのか，あるいは留まるのか．また歯質内での拡散距離と拡散速度，物質の濃度勾配と拡散の考え方も必要であり，変色には多数の発色物質が関与し，分解産物の拡散移動を解析する必要があるとしている[13]．

2. 10％過酸化尿素

10％過酸化尿素（Carbamide Peroxide）は口腔内の唾液と体温によって徐々に分解すると，約1/3の濃度（3.6％）の過酸化水素と尿素を生ずる．Goldbergは，10％過酸化尿素は歯質（エナメル質と象牙質）を透過し，15分間で少量の過酸化尿素が歯髄側で認められるが，不可逆的な歯髄障害は起こらないとしている[14,15]．

この物質輸送は濃度勾配による拡散現象で，35％過酸化尿素は10％過酸化尿素の12倍早く拡散するが，青葉はエナメル質での尿素の拡散係数は小さく尿素の歯質内における拡散の基礎的研究はないとしている[13]．

3. 尿素

尿素（Urea：H_2NCONH_2，分子量：60.06）は無色または白色の結晶性の粉末で，臭いはなく，冷涼な塩味がする．1773年にRouelleが尿中に発見し，1818年にはProutが元素分析を行い，1828年にWöhlerがシアン酸アンモニウムから尿素を合成した．この反応は，無機物からも有機化合物が合成できる反応として知られている．

尿素は，医薬品としての用途よりも，肥料，尿素樹脂，接着剤の原料として用いられ，工業分野ではほとんど肥料となる．

尿素はその名のとおり，尿の常成分でヒトでは1日5〜30ｇ排出される．排出量は摂取した食物中のタンパク質の量によって変化する．ただし，尿素は

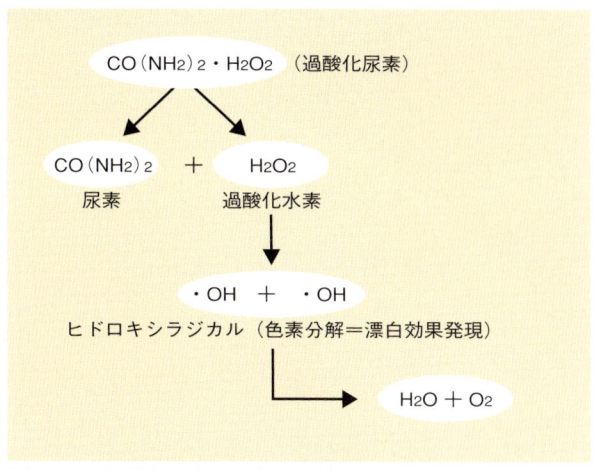

図1-11 過酸化尿素の分解と漂白作用．

外来性のもので体内細胞の代謝産物ではない．また尿素を摂取した場合は，消化管からきわめて速やかに吸収され細胞外液中に広く分布する．腎臓の糸球体では100％が濾過されるが，尿細管での再吸収は完全ではなく，糸球体を通った尿素の50〜60％は尿中に排出される．

尿細管での尿素の存在により水分は，再吸収を妨げられ，組織内では非イオン性浸透圧利尿薬と同様に，細胞外液からの電解質と水分の移動を促進し，利尿効果がある．

尿素は軽度の殺菌効果があるほか，スルファミン類との併用で抗菌作用を増強する．高濃度尿素には，角質水分保持量を増加させる作用と，角質の溶解剥離作用があり，角化性皮膚炎治療薬として用いられる．副作用は，皮膚のぴりぴり感，疼痛，紅斑，掻痒感，灼熱感，丘疹，落屑，過敏症状などである．

VII. 歯科における過酸化尿素

1. 過酸化尿素の分解と漂白作用

図1-11に示すように，過酸化尿素は，漂白剤として使用すると，徐々に分解する．過酸化尿素の濃度の約1/3が過酸化水素の濃度に相当する．

例えば10％過酸化尿素からは約3％強の過酸化水素，約6.4％の尿素を生ずる．過酸化水素はさらに分解して，フリーラジカルを生じ漂白作用を発現させる．過酸化尿素は，歯科領域では石灰化した根管

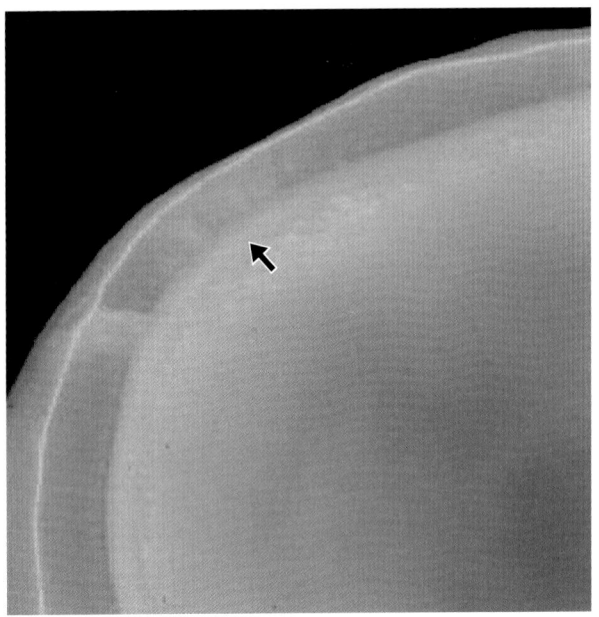

図1-12 漂白前抜去歯の断面．シアノアクリレートでスライドグラスに接着．

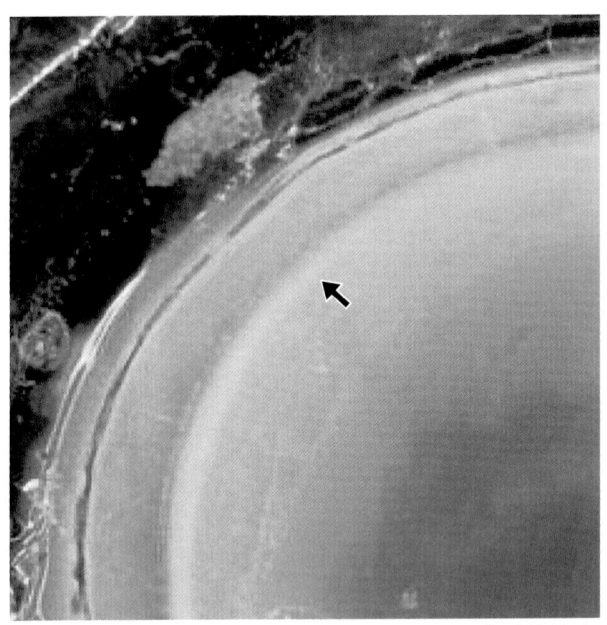

図1-13 漂白後松風ライトを適用．エナメル象牙境付近の明度が上昇．

を拡大する「RC-Prep」に含まれている．

また過酸化尿素は，分解すると酸素を緩やかに放出するために嫌気性菌に対する消毒作用が期待され，ヨーロッパやアメリカでは嫌気性菌を原因とする歯周病の治療薬(GlyOxid)としても使われていた．この過酸化尿素が歯の漂白作用を有することが明らかになり，1989年から有髄歯の漂白に過酸化尿素が広く使われるようになった．

青葉は過酸化水素がフリーラジカル活性を有したままエナメル質・象牙質を透過して歯髄に到達するとは考えにくく，歯の変色を引き起こす発色物質が多くの有機性高分子と凝集して沈殿していると仮定し，この凝集を尿素が解きほぐし，埋め込まれた発色物質を遊離し，分解酵素やフリーラジカルにより分解しやすくなる，という仮説を立てている[13]．

2．マスキング説と浸透説

過酸化水素や過酸化尿素などの薬剤がどのようにして，歯の漂白作用を発現させるかについては諸説がある．漂白剤はどの部位に作用しているのか．これにはマスキングと浸透説の2つがある．

マスキング説は，過酸化水素はエナメル質の内部に浸透せず，表層のごく浅い部分の有機成分と水分含有量を変化させることで表面の色調と屈折率を変化させ，内部の色調を目立たなくするとしている．この根拠として「抜去歯を漂白し色素浸漬すると，浸透はエナメル質内の表層0.25 mmに限局していた」という報告[16]がある．

直接，漂白剤が接触するエナメル質表面も変化し，漂白剤によりエナメル質表層のペリクルが除去され，エナメル小柱の周囲の有機成分が分解され「漂白直後のエナメル質は小柱が露出し，小柱先端が破折した粗造な状態が観察される」という報告[17]もある．

いっぽう，浸透説は，「テトラサイクリン変色は，象牙質中のテトラサイクリンが原因であり，この有色物質を酸化・分解することで漂白作用が発現する．エナメル質表層で発生したフリーラジカルがエナメル葉などの有機成分に富む部分を経由しエナメル質中に浸透・拡散して，象牙質まで達し漂白作用を発現する」という説[18]である．

3．光学的特性の変化，タンパク質分解作用

図1-12と図1-13は，抜去歯に松風ハイライトを作用させ，断面の色調を撮影し，漂白剤による明度

変化を調べたものである．漂白剤はエナメル象牙境直下の象牙質にまで及んでいることがわかる．

漂白後4～6週間の急激な色の後戻り，その後数年間にわたる漂白効果の持続，漂白期間中に起きる知覚過敏などの経験から，マスキング説，浸透説の双方とも正しいと思われる．

しかし，漂白剤の種類，適用方法，薬剤濃度によって，マスキングと浸透による漂白作用の起きる割合には差があると考えられる．すなわち，オフィスブリーチ法では，35％過酸化水素を用いて光照射を行い，急激にフリーラジカルを発生させるため，エナメル質表層の光学的特性の変化が大きく，漂白直後のマスキング効果による明度の向上が認められる．しかし作用時間が短いために漂白剤が浸透する効果は小さく，短期間に色調が後戻りしやすい傾向がある．

いっぽう，10％過酸化尿素（有効な過酸化水素濃度は3.6％）を長期間使用するホームブリーチ法では，徐々に歯質に浸透することで漂白作用の発現は緩徐で，フリーラジカルの有機質分解作用と尿素のタンパク質分解作用[19]により，漂白作用を発現し，その後2～3年間にわたり漂白効果が持続する．これは深部まで作用しているという説を裏付けていると考えられる．

VIII．歯の表面性状
1．エナメル質の組成

エナメル質の硬組織は，ハイドロキシアパタイト結晶を多く含み，これが結晶配列した人体において最も硬い石灰化組織である．エナメル質は歯冠の全表面を被覆し，咬頭部では最高2～2.5 mmの厚さを持ち，主として無機成分（95％）から構成され，わずかの有機成分（1％）と水（4％）を含んでいる．

エナメル質の有機成分は，セリン，グルタミン酸，グリシンなどである．エナメル質を形成中のエナメル質形成細胞は，多糖類タンパク複合体を含み，石灰化が進行する際に酸性ムコ多糖類がエナメル質内に残ると考えられている．

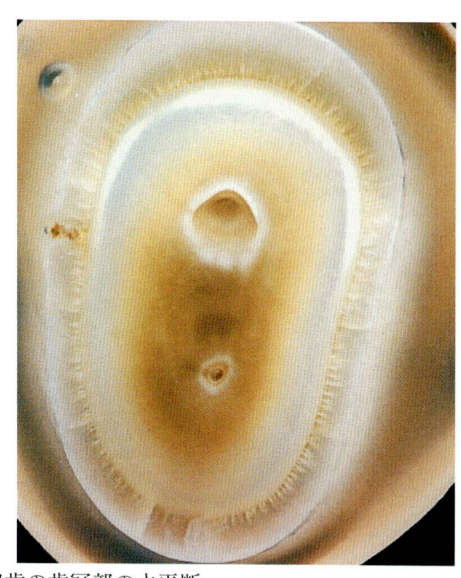

図1-14　小臼歯の歯冠部の水平断．

2．エナメル質の構造

図1-14は，小臼歯の歯冠部を水平断したものであるが，エナメル質表層から象牙質に向かい細かな亀裂（クラック）やエナメル質内の有機成分の構造（エナメル叢，エナメル葉）が認められる．

エナメル質は，平均直径4μmのエナメル小柱と小柱鞘あるいは小柱間質でできている．エナメル小柱はエナメル象牙境から外方に向かい，多少うねった経路をたどり歯の表面に達している．正常なエナメル小柱は，明らかな結晶様の外観を示しており，光が透過する．永久歯の70％と乳歯には，約30μmの厚みを持つ無柱エナメル質と呼ばれる無構造のエナメル質が認められる．

エナメル質表面から行う漂白では，エナメル小柱とエナメル質の透過性，エナメル質表面を覆うエナメル小皮，エナメル質表面からエナメル象牙境に達するエナメル葉，エナメル象牙境近くに存在するエナメル叢を考慮しなくてはならない．

エナメル叢とエナメル葉は，エナメル質に通常見られる構造欠陥であり，石灰化の際に生じた特徴的な薄膜状の形状を持っている．萌出後の亀裂と考えられるエナメル葉C型の内容物は口腔の有機性残渣や唾液起源の有機物で，象牙質にも達することがある．咬合圧や外力による不均一な負荷により破砕が生じ，加齢とともに多くなる．

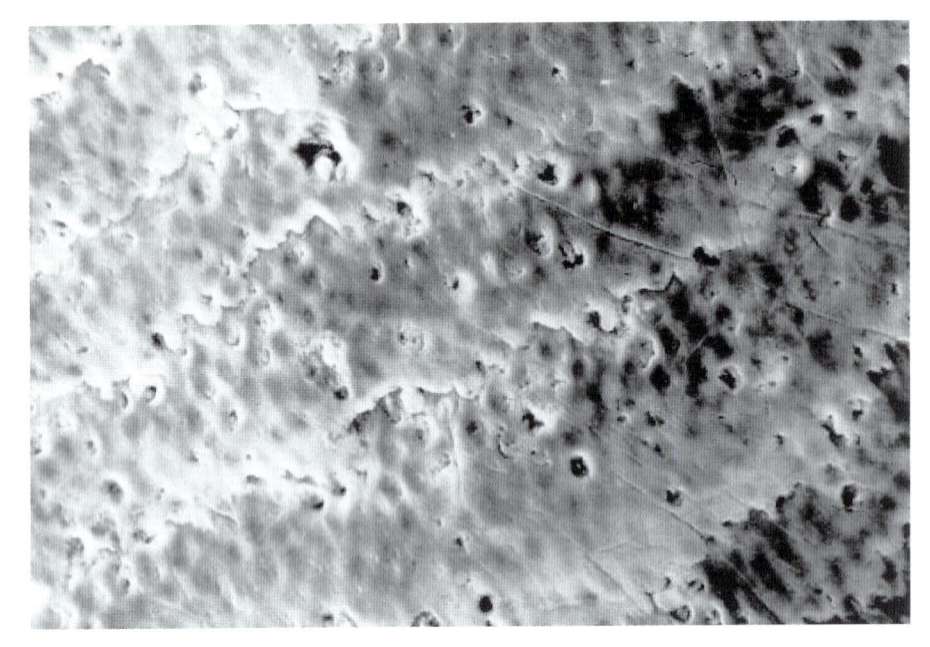

図1-15 生理的食塩水に2時間浸漬したエナメル質表面のSEM像(3,000倍).

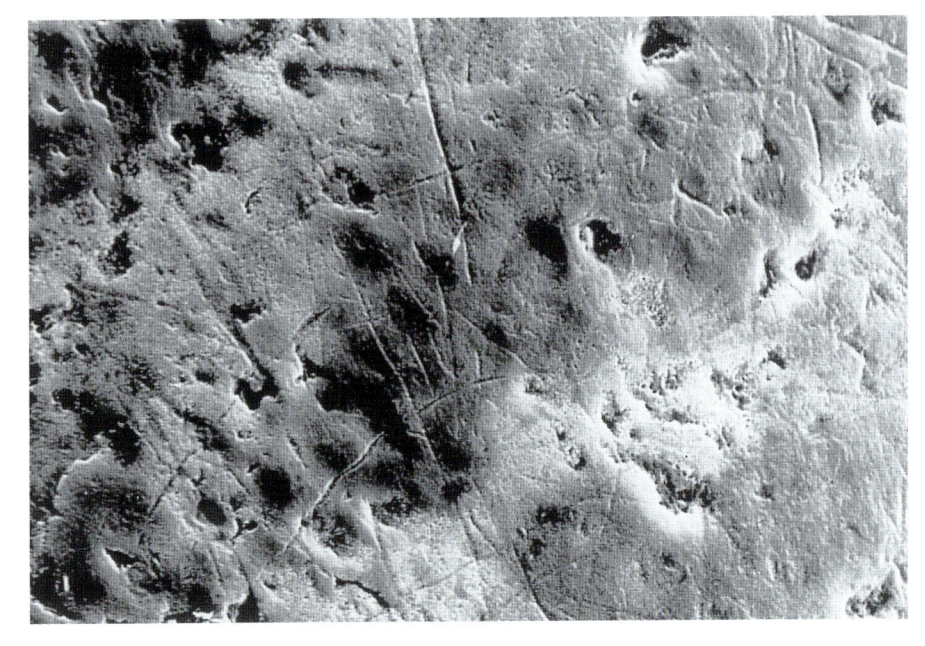

図1-16 松風ハイライトに2時間浸漬したエナメル質表面のSEM像(3,000倍).

　表面からエナメル象牙境に達する薄い葉状の有機構造物であるエナメル葉は，歯のウィークポイントであり，歯の内部への酸などの進入路と考えられるが，漂白剤の歯の内部への進入も，エナメル葉が関連すると考えられている．有髄歯の漂白を行うと，時に犬歯などの頰側面に歯軸にそった亀裂状の構造が観察されることがある．これは臨床症状を伴わないため，漂白による亀裂ではなく，エナメル葉内部の有機物が除去され屈折性が変化し肉眼で確認できたものと考えられている．

3．漂白剤によるペリクルの除去

　エナメル質表面は，唾液タンパクが沈着した薄膜ペリクルで覆われている．ペリクルは，微細な顆粒状を呈し，厚さがおよそ0.1～数μmの膜で，唾液に含まれるムコ多糖類やシアロタンパクが歯冠表面

を侵すことにより形成される．咬合面の中心裂溝には，深部に唾液タンパク質が蓄積されやすい．

歯の表面を覆う構造物には，発生過程で形成されるものと，萌出後に二次的に獲得されるものがある．実際に漂白剤を適用する際には，二次的に獲得された薄膜が漂白剤により除去される[20]．漂白直後の着色飲食物や酸性飲料の摂取制限や，喫煙の制限，また知覚過敏の発生にも，ペリクルの有無が関与しているとも考えられる．

ペリクルには，歯を保護し，酸脱灰の進行を弱める作用がある．ペリクルを機械的に除去しても，数時間のうちに形成される．またペリクルは細菌付着の足がかりとなり，ペリクルを基盤とする細菌群の成長したプラーク（バイオフィルム）が形成されるようになる．

Rembrandt Extra-Comfort や Nupro Gold には10％過酸化尿素が含有されており，これを歯に作用させると，0分作用のSEM観察では表面にペリクルが認められるが，30分作用では認められなくなり，また2時間後の試験片と30分の試験片には差はなく，エナメル質表面は変化しないと報告されている[21, 22]．しかし，松風ハイライトをエナメル質表面に作用させると，漂白後のエナメル質表面ではペリクルが除去され，表面構造がより明瞭に観察された（図1-15，16）[23〜25]．

4．エナメル質への拡散と浸透

エナメル質内で過酸化水素の作用は，漂白剤の拡散，尿素の作用，変色物質，分解産物の移動の観点から考える必要がある．

放射性のトレーサーを用いると，エナメル質はある程度まで半透膜のようであり，^{14}Cで標識した尿素，ヨウ素などを一部分透過させる．Bowlesらは，健全エナメル質内に拡散する過酸化水素の検討を行うために，30％過酸化水素を歯に作用させ，レドックス反応（酸化還元反応）を応用して，過酸化水素を検出したが，5分作用で，30％過酸化水素は象牙質に達し7.0 mmol/Lが透過，また60分作用で30％過酸化水素は，24.0 mmol/Lが透過したと報告している[26]．

Thitinanthapanらは，バイタルブリーチ法を行う際の知覚過敏を抑制するために，フッ化物を適用すると過酸化水素の浸透性が変化するかを調べ，7日間フッ化物を適用したエナメル質は過酸化水素の進入を減少させたとしている[27]．

エナメル質への過酸化水素の浸透は，エナメル葉，小柱鞘，組織間隙，結晶間隙，さらに微細な経路などの構造的な進入経路によると考えることができる．また，萌出直後の幼若永久歯のエナメル質は表面からの作用を受けやすく，逆に加齢により成熟したエナメル質の透過性は減少するとされている．

5．アパタイトに対する過酸化水素の作用

ハイドロキシアパタイトは，エナメル質を構成する要素であるが，体内で作られるハイドロキシアパタイトは，人工アパタイトよりも構造的な欠陥を多く有するという．これはエナメル質を生成する細胞の活動時期とその個体の状態によるとされ，エナメル質発生期の状態で異なると考えられている．

実験的に35％過酸化水素に人工ハイドロキシアパタイトを，2時間浸漬し，X線回折装置で分析すると，アパタイトを生理的食塩水に浸漬したコントロールとの差はまったくなかった．35％過酸化水素に2時間浸漬しても，過酸化水素へのCa^{2+}の溶出量は0.047％で，きわめてわずかであり，ほとんど溶出しないものと考えられた[28]．

IX．象牙質への過酸化水素の作用

有髄歯の漂白では象牙質に直接過酸化水素が作用することはない．しかし，エナメル質表面からエナメル象牙境に達する亀裂や修復物辺縁からの漏洩，あるいは象牙質が咬耗などで露出している場合には，有髄歯の漂白の場合にも漂白剤が象牙質に作用する可能性がある．

図1-17に，エナメル質断面内に認められるエナメル象牙境付近のエナメル葉，エナメル叢の像を示す．漂白剤が象牙質に作用すると，知覚過敏が発生しやすくなると考えられる．水分と有機物に富み，

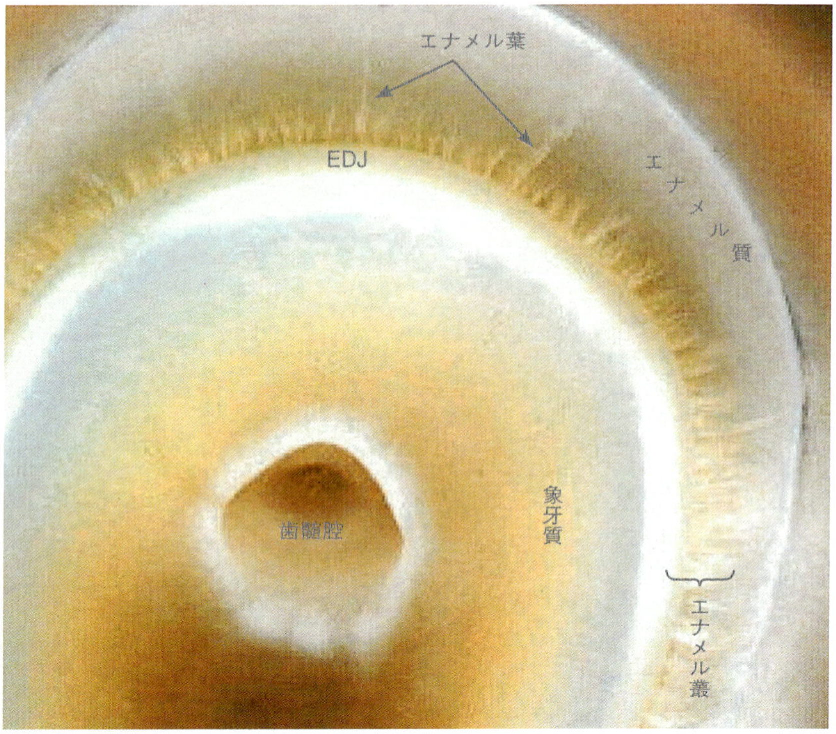

図1-17 抜去歯の断面拡大，エナメル叢，エナメル葉，エナメル象牙境(EDJ)．

歯髄に達する象牙細管を有するため，知覚過敏が発生しやすければ漂白効果も高いと想像される．しかし，知覚過敏が発生した症例でも特に漂白効果が高くはないという報告[29]がある．最近の報告[30]では，知覚過敏と色の変化には相関がある，というものもあった．

また歯肉が退縮している場合には，根面セメント質への作用も考えられる．セメント質を介して象牙質に作用する場合もあるが，詳細は不明である．

参考文献

1. Teas, M.J., Anusavice, K.J., Frencken, J.E., Mount, G.J.: Minimal intervention dentistry - a review, FDI Commission Project. 1～97, Int, Dent J, 50, 1～12, 2000.
2. 熊谷　崇，熊谷ふじ子，藤木省三，岡　賢二，Brathall, D.：クリニカルカリオロジー．医歯薬出版，東京，1996．
3. 森田　学：歯科修復物の使用年数に関する疫学調査．口腔衛生学雑誌，45,788～793，1995．
4. Shipman,B., et al.: The Effect of a Urea Peroxide Gel on Plaque Deposits and Gingival Status. J, Periodontology, 42(5), 283～285, 1971.
5. Bentley, C.D., et al.: Effect of Whitening Agents Containing Carbamide Peroxide on Cariogenic Bacteria. J Esthet. Dent, 12, 33～37, 2000.
6. 仲西健樹，中井宏昌，中村　義，川原　大，川原春幸，臨床機材研究所：Nightguard Vital Bleaching(NGB)前後のProbing Depth Profile．第1回Academy of Cosmetic Oral Care(ACOC)学術大会，2001年11月，沖縄．
7. 竹中彰治，福島正義，小林幸恵，岩久正明：ホームブリーチの口腔内環境に与える影響について．日本歯科評論，通巻726,63(4)，133～139，2003．
8. 辻本恭久：漂白の原理．DE，143，9～12，2002．
9. 宮崎真至，小野瀬英雄：歯の漂白に関する現状とEvidenceその文献的考察(1)．歯科評論62(5)，107～118，2002．
10. Goldstein, R.E., Garber, D.A.: Complete Dental Bleaching. Quintessence Publishing, Chicago, 1995.
11. 矢崎欽也，川口　充：口腔組織における活性酸素とフリーラジカルの役割．歯科学報，98(10)，1998．
12. 辻本恭久，小塚昌宏，塩沢　督，鹿島みどり，川本幸司，三浦　浩，斉藤一央，松島　潔，山崎宗与，歯の漂白法に使用されるスーパーオキソールの効果，日歯保存誌，43(1)，10～15，2000．
13. 青葉孝昭：歯の色調変化の病理．DE，143,5～8,2002．

14. Haywood,V.B.: Nightguard vital bleaching current concept and research.JADA, 128(Suppl), 195～255, 1997.
15. Goldberg, M., Arends, J., Jongebloed, W.L., Schuthof, J., Septier, D.: Action of urea solutions on human enamel surface. Carie Res, 17, 106～112, 1983.
16. 中島勇人, 小河宏行, 姜　熙準, 高　永和, 日野年澄, 中村隆志, 丸山剛郎：バイタルブリーチングの効果に関する基礎的研究. 歯科審美, 4(1), 8～13, 1992.
17. 高水正明：改訂 歯の漂白 久光　久, 松尾　通(編), Ⅳ. 漂白法の適用症と禁忌症. 43～46, デンタルフォーラム, 東京, 1997.
18. Gokey, O., Tuncbilek, M., Ertan, R.: Penetration of the pulp chamber by carbamide peroxide bleaching agents on tooth restored with a composite resin. J Oral Rehabil, 27,428～431, 2000.
19. Bitter, N.C.: A scanning electron microscope study of the long term effect of bleaching agents on the enamel surface in vivo, Gen. Dent, 13,132～139, 2001.
20. Arends, J., Jongeblioed, W.L., et al : Interaction of urea and human enamel, Carise Res., 18, 17～24, 1984.
21. Intini G., Morphological Change of Enamel After Whitening Treatment : An SEM Evaluation, J Dent Res 79, IADR Abstracts, #3360, 2000.
22. 妻鹿純一, 小林　平, 三島弘幸, 小澤幸重, 後藤治彦, 三輪恭久, 小池國晃, 水川一廣；生活歯の漂白-10%過酸化尿素処理による歯質表層の変化-. 補綴誌38, 1055～1060, 1994.
23. 小林　平, 妻鹿純一, 三島弘幸, 小澤幸重, 後藤治彦, 小池國晃, 水川一廣：生活歯の漂白-HiLite™ を用いた漂白処置による歯質表層の変化-. 補綴誌 39, 303～307, 1995.
24. 松見秀之, 山崎一義, 須田朋代, 中村有良, 村岡　亮, 小林晴行, 西川博文；漂白歯におけるエナメル質の表面性状. 日歯保存誌 41(6), 1093～1100, 1998.
25. 東光照夫, 久光　久, 和久本貞雄, 小高鐵男：漂白歯の物性に関する研究. 日歯保存誌, 33(4), 1102～1113, 1990.
26. Bowles, W.H, Ugwuneri, Z.: Pulp chamber penetration by hydrogen peroxide following bleaching procedures. J Endodo 13, 375～377, 1987.
27. Thitinanthapan, L., et al.: Effect of Topical Fluoride on the Penetration of Hydrogen Peroxide. J Dent Res79, IADR Abstracts #1631, 2000.
28. 東光照夫, 久光　久, 和久本貞雄, 小高鐵男：漂白歯の物性に関する研究(第2報), 漂白剤が歯の微小硬さとハイドロシキアパタイトに及ぼす影響. 日歯保存誌, 34, 347～357, 1991.
29. Matis, M.A., Cochran, L., Eckert, G., Carlson, T.L.: The efficacy and safety of a 10% carbamide peroxide bleaching gel. Quintessence Int, 29, 555～563, 1998.
30. Ferguson, M.B, Nagai, S., Ishibashi, K.: Correlation of Bleaching Color change and Tooth Sensitivity with 10% CP. JDR, Vol 83, Special Issue A, #0260, 2004.

第2章

歯の変色の原因・診断・処置

はじめに

本章では，ホームブリーチ法の解説を中心にして，漂白法を適用する基準，適応症，非適応症，患者への説明，さらにトレー形状のマージン形態とレザボアの有無について言及する．

I. 変色原因の推定

歯の変色を訴える患者の歯を診断するには，その原因を考慮する必要がある．

変色歯の診断には，①肉眼的観察，②色見本（シェードガイド）による視感比色，③歯科用測色計/色彩計による測色がある．そのほか，④薬剤による変色の場合には帯状変色の有無，⑤遺伝的な変色の可能性も考慮する．

さらに，現時点における歯の色のみならず，⑥患者自身やその家族が変色に気がついた時期，⑦歯の色に問題のある家族がいるか，⑧ブラッシング状況，⑨歯科の受診状況，⑩喫煙習慣や嗜好食品など，患者の生活環境やその変化も考慮する必要がある．

II. 外因性の変色

歯の漂白法を選択するためには，変色の原因を明らかにする必要がある．歯が変色してしまう原因は，表2-1に示すように，外来色素の沈着による外因性，

表2-1　E.Barden(1970)による歯の変色の分類

外因性	食物成分 硬水(含鉄) 嗜好食品(お茶，コーヒー，コーラ，ワインなど) 口腔細菌産生色素 タバコ 金属蒸気 薬剤(消毒剤)：CHX，塩化ベンザルコニウム
内因性	歯髄壊死 歯髄内出血(外傷，抜髄後，亜ヒ酸) 根充剤成分(アマルガム，銀粉，ヨードなど) 齲蝕，リウマチ熱 代謝性(先天性)組織褐色症(永久歯：褐色) 先天性赤血球成性ポルフィリン(乳歯：赤褐色) 胎児性赤芽球症(乳歯：黄色～緑色) 新生児重症黄疸(乳歯：黄色～緑色) 薬剤(抗生物質，根管治療薬) 硬水(フッ素含む)

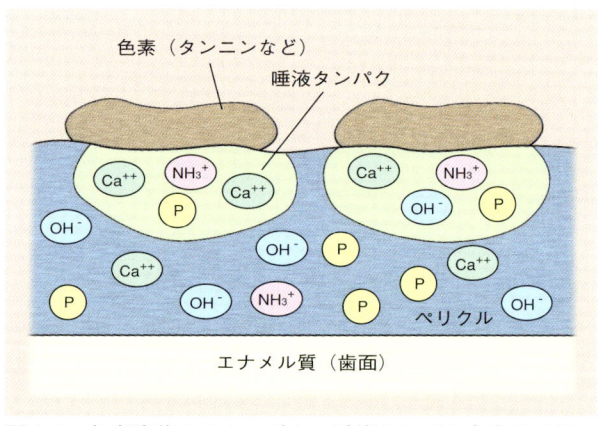

図2-1　色素沈着のメカニズム．唾液タンパク由来のペリクル内に色素が沈着する．

第2章 歯の変色の原因・診断・処置

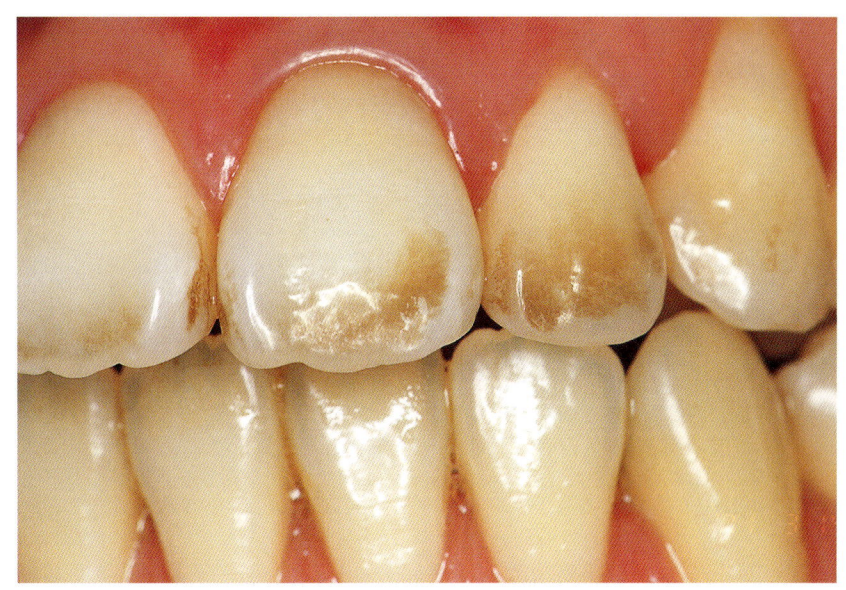

図2-2 歯面に付着した色素．ブラッシングでは除去できない．

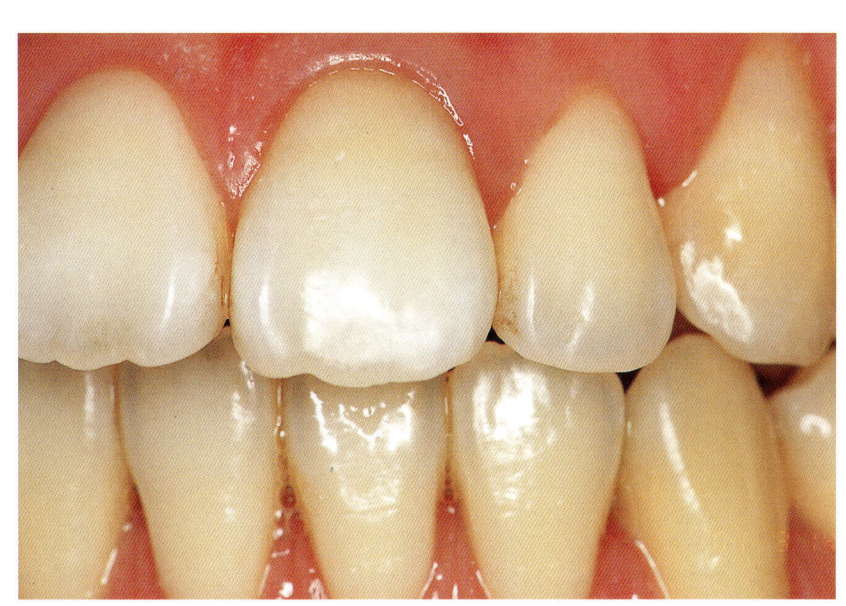

図2-3 シリコンポイント研磨で大まかに除去した．

薬剤などによる内因性，加齢，全身的な疾患などを，系統的に分類したE. Barden (1970)のものがある．

1．外因性の変色のメカニズム

外因性の変色や歯への色素沈着のメカニズムの詳細は，完全には明らかではない．しかし，日常生活で頻繁に摂取するお茶，コーヒー，カレーなどの飲食物中に含まれるタンニンなどの色素やそのほかの色素が，歯の表面のペリクル内の唾液タンパクを媒介として，歯面に沈着し，変色を発現させると考えられている（図2-1）[1]．

この色素沈着の過程は，歯の表面を覆うペリクル内の唾液タンパクの一部が，pHの変化によりカルシウムイオンと水素結合し，その結果色素が沈着しやすくなるとされている．

沈着した色素は時間が経つにつれ，黄色から褐色を呈し，歯面に強力に付着し，特に歯頸部や隣接面部では，ブラッシングやフロスなどの日常のオーラルケアでは除去できなくなる（ただし沈着の初期ではブラッシングで除去可能）．

実際に歯面に付着した症例を図2-2に示す．図2-2は通常のブラッシングでは除去できなかったが，

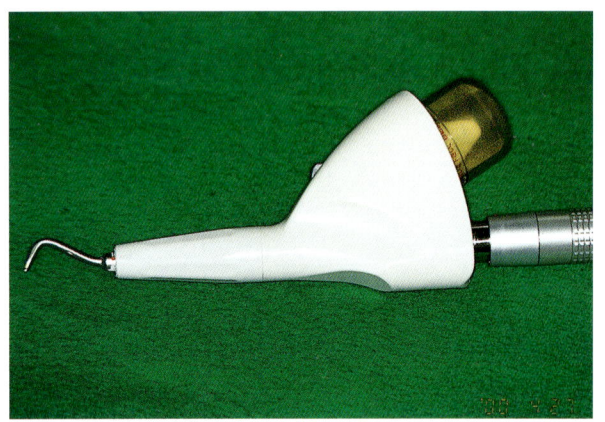

図2-4　オサダ社製歯面清掃器ポラリスで細部の汚れも除去できた．

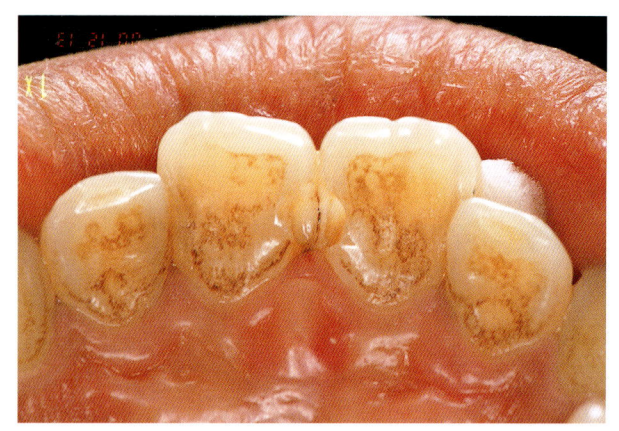

図2-5　臨床でよく見かける舌側に付着した色素．ブラッシング不足の場合もある．

コンポジットレジン研磨用のシリコンポイントを用いると，そのほとんどが除去でき（図2-3），最終的には微粒子を歯面に吹き付けて清掃するオサダポラリス（図2-4）で細部の汚れを除去した．図2-5は，臨床で頻繁に見られる口蓋側・舌側の色素沈着である．

外来色素の歯面への沈着の解明が進めば，歯の色を白くする歯磨剤の作用や漂白後の色の後戻りを遅くする有色飲食物の摂取や喫煙を避けることとの関連が明らかになる．

a．ペリクル

ペリクルは，獲得被膜とも呼ばれ，エナメル質表面に唾液が直接接触して形成される厚さ0.1〜数μmの被膜であり，無細胞，無細菌，無定形である．唾液中の糖タンパク（ムチンなど）が，静電気的にハイドロキシアパタイトに吸着されて形成される．歯質を保護し，初期脱灰で生じたカルシウムやリン酸イオンの拡散を防ぐ作用がある．

しかし，バイオフィルムと歯面との間の介在物でもあるペリクルは細菌が歯面に初期付着する足がかりとなる．ペリクルは日常的なブラッシングでは除去できないとされる．

b．タンニン

多くの植物には，タンニンと総称される水溶性のポリフェノール化合物が含まれている．身近なところでは，樹皮，お茶の葉，柿の実，ゴボウやレンコンなどの根に含まれており「渋」や「あく」とも呼ばれている．

食品に含まれるタンニンは，渋味や苦味といった風味や食物の色に関係し，緑茶，コーヒー，紅茶などの味や色は，タンニンが影響している．

タンニンは，温水により抽出され，塩化第二鉄によって青色を呈し，アルカロイド（植物に含まれる塩基性含窒素化合物，ニコチン・モルヒネ・カフェイン），タンパク質，金属イオンと強く結合し，難溶性の塩を作るタンニン活性を持つ化合物の総称である．

もともとタンニンと言う名称は，分析化学が発達する以前に「タンニン活性」を持つ物質に付けられたものであった．分析化学の発展により化学構造が解き明かされ，化学構造により物質が分類・命名されるようになり，タンニンも基本構造（カテキンの重合体，環状アルコールと多価フェノールカルボン酸のエステルなど）が明らかにされたが，タンニンの基本構造を持ちながらタンニン活性を示さない物質も発見された．

そのため化学構造と「タンニン」を結び付けるのは困難であり，タンニンという名称は「タンニン活性を持つ性状」という慣用的な化合物群の古典的総称として用いられている．

タンニンは，タンパク質を腐敗しにくい不溶性物質に変化させることから，古くから皮革のなめしに使われていた．塩化第二鉄はタンニンに反応し，青

みがかった黒い化合物を作るので、ブルーブラックインクに利用されている．また，織物を染める媒染剤（色留め）や，ゴムの凝固剤として使われる．またタンニンには収れん作用もあるため，胃腸薬などにも使われている．

歯の表面に見られる色素沈着物には，ペリクル中のタンパクとタンニンとの化合物や，糖とアミノ酸が反応した植物由来のフルフリル誘導体が存在するとされる．フルフリルはトウモロコシやサトウキビの芯から作られ，医薬品，香料などの製造に用いられている．

これらの色素沈着は，唾液のpHや性状など口腔内の条件，食物の摂取など多くの条件で左右され，唾液タンパクとタンニンの反応と思われる沈着メカニズムの詳細は不明である．

このような植物性の色素産生物などによる外因性の変色は，PMTCや細部に入り込み研磨で除去できない場合でも，漂白により取り除くことができる[4]．

2．薬剤による外因性の変色

近年，齲蝕予防のために齲蝕原因菌を除去する3DSがPMTCとともに注目されている．3DSに除菌薬として用いられるクロルヘキシジン（chlorhexidine：$C_{22}H_{30}C_{l2}N_{10}\cdot 2\,HCl$）やフッ化第一スズ（stanious fluoride：SnF_2）は，上記の歯の表面におけるペリクルの状態により着色物質を生成し，それが色素沈着の原因となる可能性がある．

このうちクロルヘキシジンは，レドックス反応により，褐色の色素沈着を生ずるとされる．フッ化第一スズは，8％水溶液が齲蝕予防薬として用いられるが，スズは特定の条件下で，唾液タンパクにより硫化し褐色の着色を呈するとされている．

III．内因性の変色

化学物質による歯の変色として，テトラサイクリン系抗菌薬やフッ素による変色がある．

1．テトラサイクリン（TC）系抗菌薬の臓器への取り込み

1957～58年のMichらのサイクリン類の生体内沈着についての報告は[2]，数種の動物に対して腹腔内注射したテトラサイクリン，CTC（クロールテトラサイクリン），OTC（オキシテトラサイクリン）が臓器にどのように取り込まれるかを調べたものである．

この報告では，サイクリン類の投与後30分で，臓器にびまん性の黄輝色の沈着が認められた．しかし，骨以外では，この発色は6時間でほとんど消滅するものの10週後にも残存しており，骨の増殖しつつある部分に蛍光部位は限定されていた，としている．

サイクリン類の沈着は，投与経路，動物の種類に関係なく起こり，テトラサイクリンが増殖中の硬組織に選択的に沈着する性質は，生体染色法（標識法）として用いられている．

2．テトラサイクリンの歯への沈着

テトラサイクリンの大量投与は，骨組織や歯に色素沈着，エナメル質形成不全を起こし，一過性の骨発育不全を起こすことがある．したがって，妊婦，授乳婦，幼小児には注意して使用する．

1962年，歯冠形成期にテトラサイクリンを服用すると歯に色素沈着が起きることが，Wallmanらにより報告された[3]．これは歯に沈着したテトラサイクリンが，光に当たりやすい前歯部や小臼歯部の多数歯において左右対称に発現する色素沈着を引き起こすことを報告したものである．

この変色は，歯冠形成期に投与されたテトラサイクリンが，石灰化が進行しつつある部位において，リン酸カルシウムと複塩を作り，未成熟状態にあるアパタイトの表面に沈着し，硬組織内に取り込まれることにより起こる．これは，テトラサイクリンのアパタイト結晶への親和性が，成熟アパタイト結晶に対するよりも，未成熟でサイズが小さく水和殻の大きい成長途上にあるアパタイト結晶に対するほうが，高いためとされる．

テトラサイクリン系抗菌薬は2価あるいは3価の

金属イオンとキレート結合するため，カルシウムと結合し，象牙質内に取り込まれるという説明もある．

なお，「キレート」とはギリシャ語で「カニのはさみ」という意味であり，キレート剤はハサミでものをはさむように重金属と錯結合する薬剤である．

カルシウム＝Caなどの金属を窒素＝Nと酸素＝Oが囲んでいる立体的な構造を「錯塩」と言う．アルカリと酸が反応すると，錯塩になるが，錯塩(complex salt)とは「交錯している」状態で，非常に分離しにくい．Caは二価イオンで2本の手と結びつくはずだが，錯塩の場合4本で結びつき，複数の配位子によるキレート錯体は，物質からきわめて分離しにくいとされる．

このようにして，象牙質中にテトラサイクリン-リン酸塩が形成され，これが光化学反応により黄色から褐色を呈するとされる．テトラサイクリン変色歯では，象牙質の成長線に沿って数本の黄色の蛍光条が認められ，その投与量の多いものほど着色の程度は強い．

テトラサイクリンは体重1 kg当たり10〜20 mgで，石灰化途中の硬組織内に取り込ませることができる．硬組織に沈着したテトラサイクリンは，骨では改造されて留まらないが，歯は改造が起こらず永久的に留まることになる．さらに，テトラサイクリンは紫外線(UV)により蛍光を発し異性化反応を起こし，淡黄色→褐色→暗褐色のように色調が濃くなる．

このため口腔内では，光が当たりやすい前歯部や小臼歯部の多数歯の唇側面，頬側面に舌側面よりも濃くかつ左右対称に変色が発現し，経時的に色調が変化する．診断の際は，暗室中で紫外線(UV)を照射して変色部が蛍光を発すると，テトラサイクリンの存在が疑われる．

以上のように，テトラサイクリンはハイドロキシアパタイトのカルシウムに結合すると考えられるが，実験的に純粋ハイドロキシアパタイト結晶(人工アパタイト結晶)にテトラサイクリンを作用させても変化しなかったという報告がある．

テトラサイクリンを取り込んだ生体内アパタイトが過酸化水素により，どのような影響を受けるかは明らかになっていない．

3．危険期間とテトラサイクリンの種類

テトラサイクリンが歯に沈着する危険期間(Critical Period)は，乳歯，永久歯の石灰化開始期から歯冠完成期であり，乳歯では胎生期4ヵ月目から生後約1年，永久歯では女児が生後3〜4ヵ月目から6歳時，男児が7歳時までとされる．

変色は，テトラサイクリンの服用時期，使用量，薬剤の種類によって左右され，2歳時程度までテトラサイクリンの服用を繰り返すと，上顎前歯部，第一大臼歯に変色を起こし，その発現率は80％以上という報告[3]もある．

歯に対する着色は，DMCTCが最も強く，次いでCTC(クロールTC，市販名：オーレオマイシンなど)とテトラサイクリンで，エナメル質減形成作用も認められる．MINO(ミノサイクリン)はDOTC(ドキシテトラサイクリン)と同じ程度とされ，色調はCTCが灰褐色，そのほかは黄色が基調となり，これは経年的に変化するが，最終的には茶褐色になるとされる．ただし，OTCは変色が少ないとされる．

テトラサイクリンは歯冠形成期だけに影響を及ぼすだけではない．歯冠完成後の17〜19歳時において，ニキビ治療のために，1日当たり，100 mgのMINOを長期にわたり連用したところ，灰色の着色が歯頸部1/3に発現したという報告[5]もある．

1968年から1972年にかけて，毎年120万トン生産・消費されたサイクリン類が，どの程度，歯に変色をもたらしているのかは不明である．最近使用されるテトラサイクリン系抗菌薬は，MINOやDOTCなど歯を着色されにくいものに代わってきた．しかし皮膚科領域ではテトラサイクリン系抗菌薬が使われている．

4．テトラサイクリン変色の分類

テトラサイクリン変色歯の診断は，変色の部位と色調，抗菌薬の投与に関する問診結果と，歯種，変色の部位，色調によって行う．テトラサイクリン系

表 2-2　Feinman によるテトラサイクリン変色歯分類(1987)

分類	変色の程度
F1	淡い黄色，褐色，灰色で歯冠全体が一様に着色されていて，縞模様は見られない
F2	F1 よりは濃く，歯冠全体が一様に着色されていて，縞模様は見られない
F3	濃い灰色あるいは青みがかった灰色で縞模様が伴う
F4	着色が強く，縞模様も著明

表 2-3　Feinman による漂白可能性の分類(2001)

分類	色調	漂白可能性	漂白後の経過
I	淡い黄色	適応	良好
II	淡い灰色	可能	やや不良
III	濃い黄色または灰色	困難	不良
IV	非常に濃い着色	困難またはラミネート・ベニアなどの適応	×

表 2-4　テトラサイクリン服用時期による変色状態の分類(福島)

分類	変色の状態	TC 服用期間
I 型	前歯の切縁から歯冠中央まで変色，第一大臼歯が変色，小臼歯，第二大臼歯は変色していない	出生時から 3 歳時
II 型	前歯から第二大臼歯の歯冠および中切歯，側切歯，第一大臼歯の歯根上部まで変色	出生時から 6 歳時
III 型	前歯と第一大臼歯の歯頸部から歯根，小臼歯と第二大臼歯の歯根が変色，前歯の切縁から歯冠中央部には変色を認められない	3 歳時から 6 歳時

　抗菌薬による有髄歯の変色において，その部位や程度はさまざまである．診断に有効なのは，表 2-2 に示す Feinman のテトラサイクリン変色歯分類[6] と，表 2-3 に示す漂白可能性による Feinman のテトラサイクリン変色歯分類[7] である．

　テトラサイクリン変色歯分類(1987)は，変色程度と縞模様の有無で分類したもので，変色程度が軽度の F1(1 度)から重度の F4(4 度)まで分類されている．漂白可能性による Feinman のテトラサイクリン分類(2001)では，漂白可能性と漂白後の予後も含めて，I〜IV に分類されている．

　漂白可能性と漂白後の予後を含めた分類では，現在用いられる漂白法による対処ガイドラインとなるが，より効果を高めた新しい漂白剤や方法により次第に改訂されるであろう．

　変色の部位と薬剤投与時期によりテトラサイクリン変色を分類した表 2-4 に示す福島の分類[8] は，Feinman 分類の F3 と F4 を，薬剤の服用時期で細分化したもので，テトラサイクリンが歯に沈着する危険期間を考慮しており，今後のテトラサイクリン変色歯を減少させるために有効である．

　この分類は，テトラサイクリン服用時期と歯の萌出時期における永久歯すべてについて判定し，I〜III 型の 3 種に分類している．I 型と III 型は，Feinman 分類の F3 と F4 を薬剤の服用時期で時間的に細分化し，II 型は F1 と F2 の分類と考えることができるが，正確な対応は困難である．

　10％過酸化尿素を使用するホームブリーチによる漂白では，Feinman のテトラサイクリン変色歯分類の F1 および F2 までの軽度から中等度までの変色が漂白可能とされる．

　テトラサイクリンによる F3 や F4 程度の変色は，明度の向上は認められるが良好な審美性は達成できないとされる．

　しかし，Leonard や Haywood の症例報告では，処置時間の延長と漂白剤の濃度を上げることで，帯状の変色も対応可能としている[9,10]．

　図 2-6，7 は，帯状の変色に対し断続的に 6 ヵ月間にわたりホームブリーチを行い，帯状の変色が目立たなくなった長期臨床例である．

　テトラサイクリン変色と思われる図 2-6 が術前の状態である．濃い灰色に変色し，かつ帯状の変色を有することから Feinman の分類では F3，福島の分類では I 型に相当する．NITE ホワイト・エクセル

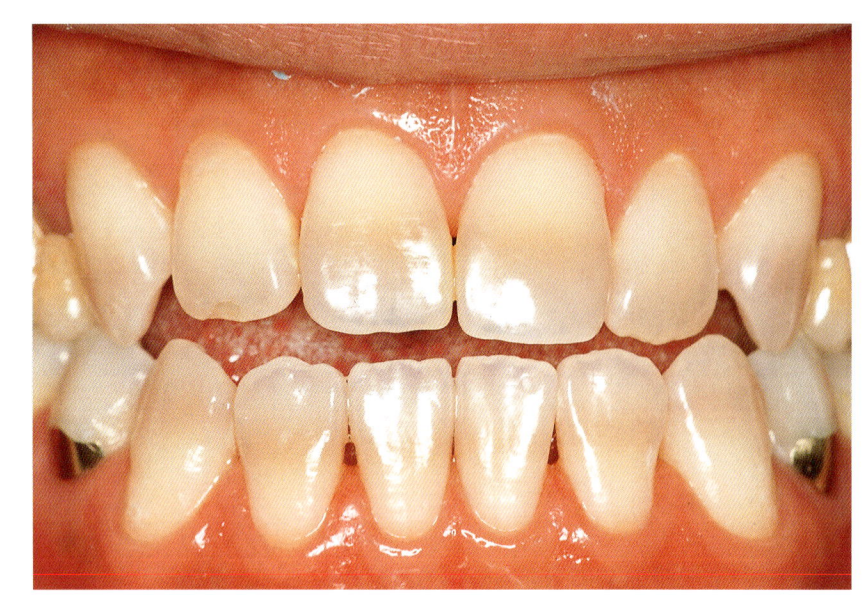

図 2-6　有髄歯のホームブリーチ長期症例(術前)．歯頸部の黄色．歯冠中央部の帯状変色．切縁部付近の色調は正常に近い．

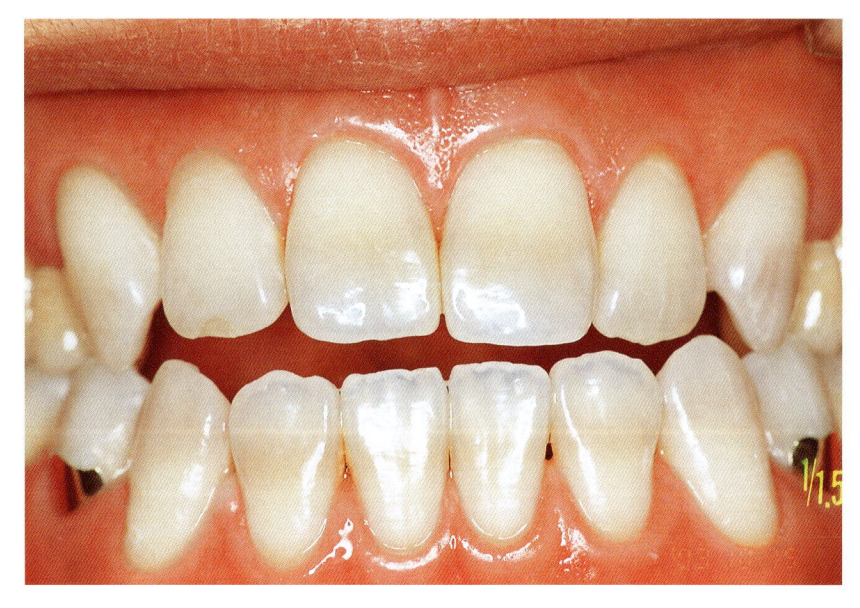

図 2-7　有髄歯長期症例．漂白継続中，断続的にホームブリーチを行っている(術中)．帯状の変色が薄れかけている．

を上顎前歯に断続的に6ヵ月間にわたり使用し，次第に帯状の変色は薄くなり，審美性は図2-7の状態まで改善された．

IV．フッ素による変色(斑状歯)
1．フッ素と歯

20世紀初頭(1916年)，アメリカの歯科医McKayが，コロラドスプリングス地域に住む人たちに斑状歯が多く見られ，その人たちには齲蝕が少ないことを報告した．さらにこの地域の住民たちは，高濃度のフッ素を含む井戸水を飲用し，これが斑状歯の原因であることが解明された．

その後，McKayはアメリカ公衆衛生局のDeanと共同で，フッ素と齲蝕と斑状歯の間の相関関係を明らかにした．飲料水中のフッ素濃度が高いと斑状歯が多く，齲蝕は少なくなるというものである[11]．

2．斑状歯

斑状歯はフッ素慢性中毒の症状で，歯の石灰化の時期に過度にフッ素を摂取することにより歯の石灰

化不全を起こす．主に飲料水に含まれるフッ素の濃度に起因するとされる．

まれに乳歯にも認められるが，多くは永久歯に発症する．変色はエナメル質表面の白斑または白濁として現れる．歯の実質欠損を伴うことがあり，この場合は黒褐色，茶褐色，褐色などの着色が認められる場合もある．

フッ素が原因の変色は，実質欠損の存在や白濁により漂白では対応できないケースがある．エナメル質の白濁は，エナメルマイクロアブレージョン法により目立たなくすることができる．

エナメルマイクロアブレージョン法は酸性の研磨剤をブラシコーンなどに付着させ，白濁したエナメル質表面を長時間かけて研磨・除去してゆくもので，白濁が深層部にまで及んでいる場合には適用できない．図2-8にエナメルマイクロアブレージョン法に用いる「PREMA」を示す．

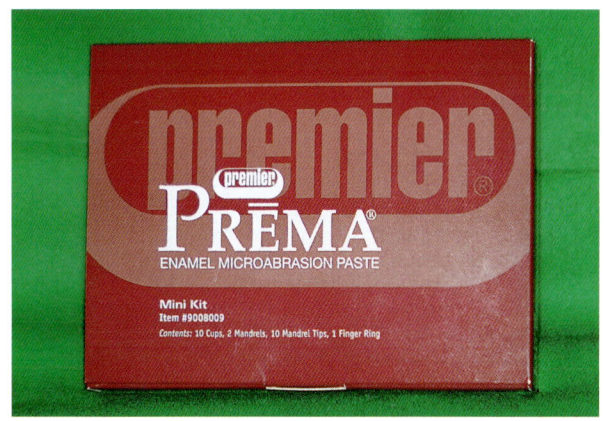

図2-8 PREMA．研磨剤と酸を含み，エナメル質白斑を脱灰・除去する．

V．再石灰化

歯を脱灰させ，齲蝕の原因となる水素イオン(H^+イオン)は，プラーク中の細菌が産生する酸に由来する．脱灰はH^+イオンが消費され，pHが中性に移行すると停止する．ここでCa^{2+}，HPO_4^{2-}イオンが高濃度に存在すると脱灰反応とは逆に進行し，再びハイドロキシアパタイトやそのほかの結晶が形成される．

実質欠損が形成される前の脱灰と再石灰化の関係は，環境により両方向へ進みうる現象で，口腔内環境では常に可逆的な変化が起きている．脱灰と再石灰化が平衡関係にある場合は，状態は維持され，齲蝕の進行は停止する[12,13]．

歯が白くなることを効能とする歯磨剤に，リンゴ酸とフッ化カルシウムを含むものがある．歯面の脱灰と再石灰化により表面にフッ化カルシウムを沈着させ，屈折率の差により光を拡散し，乳白色に見えるようにするとされる．

歯のホワイトニングには，過酸化物により有色物質を分解し，無色化する漂白だけではなく，再石灰化による効果も考慮したFAP漂白法や再石灰化をコントロールしようとするアプローチもある．漂白中の知覚過敏の抑制や色の後戻りにも，再石灰化は関与するとされる．

1．ACP-CCP

再石灰化を促進するACP-CCP(リカルデント)は「乳製品を多く摂取する人には齲蝕が少ない」ということに着目し開発された．ACPは，非結晶リン酸カルシウム，CCP(カゼインホスホペプチド)は，ACPをエナメル質の表層下まで運搬させる物質で，歯が酸により溶けることを抑制し，再石灰化を促進する作用がある．

このACP-CCPを，カスタムトレーに入れ，エナメル質表層下の脱灰部分(白濁した部分)に長期間にわたって作用させ，リン酸カルシウムを非結晶状態で浸透させ再石灰化を促進し，白濁部分を目立たなくする試みもある．

2．キシリトール

キシリトールは，天然に存在する五単糖の糖アルコールで，イチゴ(100g中に362mg含有)やホウレン草(100g中に107mg含有)など多くの野菜や果実中に存在する．工業的には，白樺の木や椰子の殻から生成される．

キシリトールは，甘さは砂糖と同等でカロリーは

2.8 Kcal/g，砂糖の約75％である．ミュータンスの代謝を阻害し，齲蝕を予防する．過酸化水素を含む2バレルタイプのホームブリーチ剤（NITE WHITE EXCEL 2）に，キシリトールが含まれるが，これは，漂白期間中の齲蝕の発生リスクを減少させるためであろう．

3．リン酸化オリゴ糖カルシウム

リン酸化オリゴ糖カルシウム（POs-Ca）は，馬鈴薯デンプンを分解して作られた食品素材で，初期齲蝕に対し強い再石灰化促進効果があるとされる．リン酸化オリゴ糖カルシウムが唾液中の水溶性カルシウム濃度を高め，カルシウム濃度とリン酸濃度を再石灰化しやすい条件にするためと説明されている．

VI．加齢による変色
1．加齢による変色の原因

歯の色は，半透明のエナメル質を透過して，淡黄色の象牙質の色が見えることによる．萌出直後の歯は，エナメル質のアパタイト結晶が未発達で屈折率の差で光が拡散し，象牙質の色がエナメル質の乳白色にマスキングされ，明度の高い乳白色の歯冠色を示す．萌出直後，明度の高い乳白色の歯であっても，年月を経ると歯が黄ばんでくるのは避けられない．中年以降の口腔内に見られるいわゆる歯の加齢変化のうち，歯質の摩耗や歯肉退縮の進行と同時に，歯の色が次第に黄色みを帯びてくる．このような加齢による歯の変色の原因は，以下のように考えられている．

①飲食物やニコチンなどの色素が長期にわたって歯面に沈着し，化学的に，強固に付着する
②咬合や咀嚼によるエナメル質表面の微細な亀裂や咬耗による歯質の損傷部分に，色素が進入し，ブラッシングでは除去できない変色となる
③エナメル質が次第に菲薄化し，アパタイト結晶の変化で光の拡散性が変化する．透過性の変化で，象牙質色が透けて見えるようになる

これらの原因が組み合わさり，中高年者に特有の歯の外観を示すようになる．しかし中年以降の加齢による変色は，対応の仕方がなく当然のことであると無視されていた．加齢による変色が気になる年齢になると歯周病，欠損補綴，歯冠修復などの処置が主となる歯科医療の中では，加齢による変色は注目されなかった．

しかし，欧米では健康的な白い歯を，若々しく，好ましいものとする社会的，文化的な土壌がある．このため加齢による歯の変色に対して審美性の向上を希望する人々も多い．

近年，日本でも歯の漂白法が次第に認知・普及するにつれ，漂白法による審美性と口腔衛生状態の向上という健康志向の目的で，歯科を受診する中高年者も増えているようである．

2．若年者と高齢者の漂白速度の差

漂白法により，加齢による色調変化（歯の色の黄ばみ）は回復できる．第6章に述べるように，補綴処置や歯周処置との併存になる場合もある．

若年者と中高年者で漂白効果に差はあるのだろうか．この疑問に応える報告として，20歳代と60歳代の患者にホームブリーチを行い，漂白効果の発現速度をSGU（Shade Guide Unit）で比較したものがある．

この報告では，20歳代患者のほうが漂白効果の発現速度が速かったが，60歳代では効果発現する速度は遅いものの，4週（28日）目には20歳代と同じSGUに到達したという[14]．

VII．ホームブリーチ法の前処置
1．齲蝕と歯周病の有無と漂白

有髄歯の漂白は歯の表面から薬剤を作用させるために，齲蝕や歯周病の完治が前提条件となる．しかし，これらの条件を完全に満たしている場合は少なく，漂白を希望して受診した患者の前処置として，齲蝕処置と歯周病処置に数回の治療が必要とされることもある．

言い換えれば，漂白法は理想的にはこのように歯

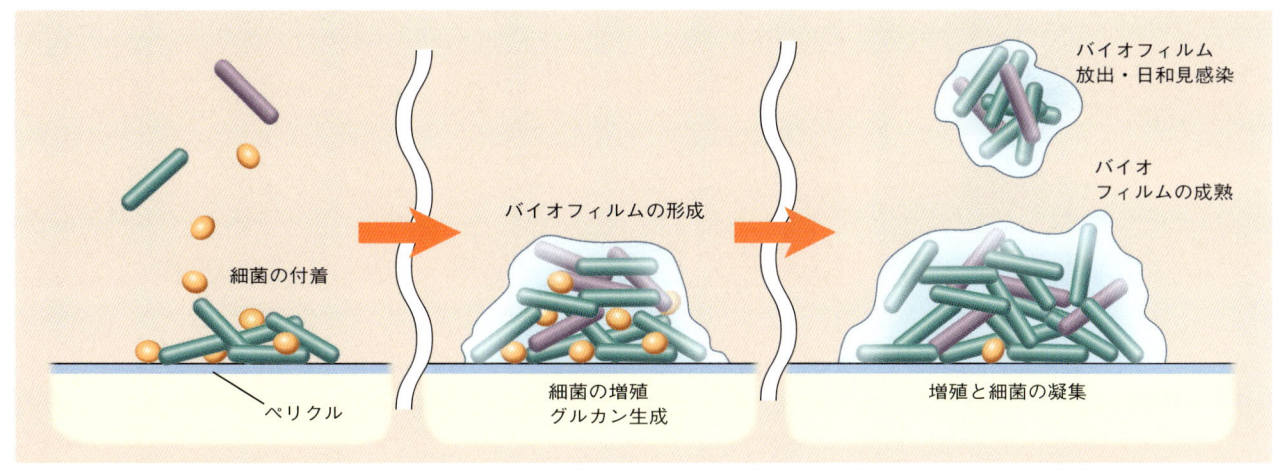

図2-9 歯の表面のバイオフィルム．まずペリクルが付着し，その上に細菌が付着，細菌の産生するムコ多糖類でさらに細菌が付着してバイオフィルムを形成する．バイオフィルムは歯面からはがれると，嚥下性肺炎の原因（日和見感染）になることもある．

科の二大疾患といわれる齲蝕と歯周病が完治していることを条件としている．従来の考え方では，歯科治療の必要がないあるいは，すべての歯科処置を終了した患者に対する処置が漂白法であると言えよう．

齲蝕と歯周病が完治した患者に対して漂白を行うことで，審美性の回復だけではなく，今後の口腔内衛生意識を高め，定期検診を習慣化し，これらのことにより長期間にわたる歯の維持の可能性を示唆することも漂白法のメリットと考えられる．

2．PMTC

PMTCは，1971年にPer Axelsson（Axelsson Oral Health Promotion AB）により提唱され，日本でも普及している齲蝕予防処置である．1979年，Axelssonにより導入された予防プログラムは，6年後に3歳児の被齲蝕率を80％からわずか4％へと引き下げたと報告されている．

バイオフィルム（図2-9）として近年注目されている，*M.streptococci* よる非水溶性バリアーの不溶性グルカンは，通常のブラッシングでは除去が難しく，除去にはPMTCが有効とされる．

PMTCは，歯科医師，歯科衛生士が器具を使用し，フッ化物入り研磨剤を使用しながら，すべての歯面の歯肉縁上から歯肉縁下1〜3mmまでのプラークを取り除く．通常は，歯石除去を伴わない機械的な歯面清掃をPMTCと呼ぶが，回転式ラバーカップと研磨用ペーストによる唇側面，咬合面研磨や予防処置（prophylaxis），研磨（polishing）と，PMTCを区別する場合もある．

3．PMTCの方法

PMTCの方法は，①プラーク染色，②隣接面歯間空隙への研磨用ペーストの貼付（図2-10），③ラバーカップ（図2-11），④隣接面PMTC用エバチップ（図2-12），舌側面のPMTC，⑤プラークの再染色の手順で行う．

VIII．ホームブリーチ法

NITEホワイト・エクセル（10％過酸化尿素ゲル）を用いたホームブリーチを実際に行ってみると，Feinman分類のF1，F2の症例，あるいは加齢による歯の黄ばみに対しての審美性回復が可能である．

また，いわゆる美容的な目的で行う場合にも結果は満足されるものである．安全性に関しても2週間程度の使用では，ほとんど問題がないと考えられている．

美容や美白の一分野としてブリーチ法（漂白法）を適用する場合は，"患者"ではなく"クライアント"，"漂白"ではなく"ホワイトニング"と呼ぶようであるが，病名として変色歯と診断される場合は"患

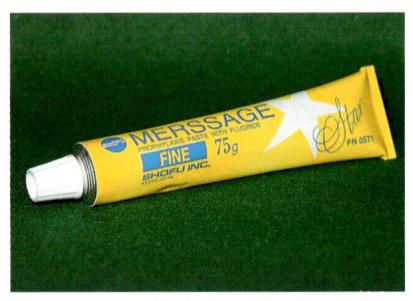

図 2-10 フッ素を含む研磨用ペースト（松風メルサージュスター）．

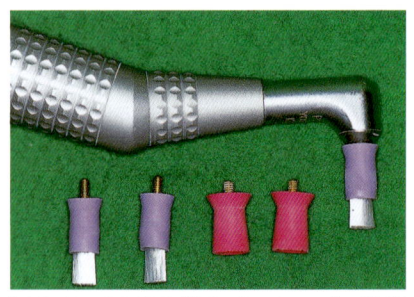

図 2-11 PMTC 用ラバーカップ．研磨用ペーストと併用．

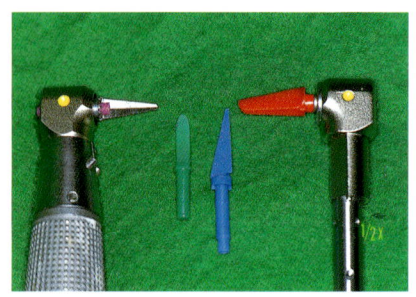

図 2-12 隣接面研磨用のエバチップ．

者""漂白"と呼ぶのが適当であろう．

歯科外来に歯の変色を主訴として訪れる患者の変色原因は，福島の報告[15]によるとテトラサイクリン変色歯が 62%，失活歯変色が 20% となっており，テトラサイクリンによる歯の変色に悩む人が多いことを示している（図 2-13）．

1．ホームブリーチ法の特徴

ホームブリーチ法は，1989 年に Haywood と Heymann が発表した方法で，初期のものは基剤のグリセリンに 10% 過酸化尿素を混入したものを漂白用ゲルとして，患者の歯列に適合するカスタムトレー内に入れ，これを夜間 5～8 時間程度装着するものであった[16]．

この薬剤は，元来，歯周病の治療薬から転用したものであった．その後，増粘剤として知覚過敏が発生しにくく過酸化尿素の保持が良い高分子ポリマー（カルボポールなど）を混入したものに改良され，同効異種の多数の製品が登場した．現在日本で入手できるのは，標準的なホームブリーチ剤とされる 10% 過酸化尿素を含む「NITE ホワイト・エクセル」である．

初期のホームブリーチ法は，カスタムトレーの装着時間が長いために，夜間就寝時使われるナイトガードのように装着する漂白法（Night guard Vital Bleaching）であった．しかしわが国では就寝中漂白剤がトレーから溢出しそれを誤飲する可能性を避けるため，実際の装着時間を 2 時間に制限した．NITE ホワイト・エクセルの指示書では，就寝時にトレーを装着しないように明記されている．

10～22% の過酸化尿素は唾液中の水分との接触で分解し，濃度が 3.6～7% 程度の過酸化水素水と同様の漂白効果を示す．

10% 過酸化尿素から発生する過酸化水素濃度は，消毒用の過酸化水素水（オキシフル，オキシドールなど）の 2.5～3.5% とほぼ同等の濃度であるが，これを 1 日当たり 2～5 時間程度連続適用して，エナメル質表面から歯を漂白する．

2．ホームブリーチ法の適応症と非適応症

ホームブリーチ法の適応症は，加齢による歯の黄ばみや，テトラサイクリンによる軽度から中等度の変色，軽度のフッ素症による変色である．表 2-5 にホームブリーチ法の適応症，表 2-6 にホームブリーチ法の非適応症を示す．

また漂白法に過剰な期待を持つ傾向の人や，指示の守れない人はホームブリーチ法の適応から外れる場合もある．NITE ホワイト・エクセルによるホームブリーチ法は，トレーの使用時間が 2 時間と長いために，時間的制約のある患者に対しては使用が困難なこと，知覚過敏の発生の可能性，重度の変色には対応しきれないことなどが，今後の課題である．表 2-7 にホームブリーチ法の利点，表 2-8 にホームブリーチ法の欠点を示す．

3．ホームブリーチ法と知覚過敏

NITE ホワイト・エクセルの臨床成績では，漂白効果の有効性は高いが，安全性の問題として，いく

第2章 歯の変色の原因・診断・処置

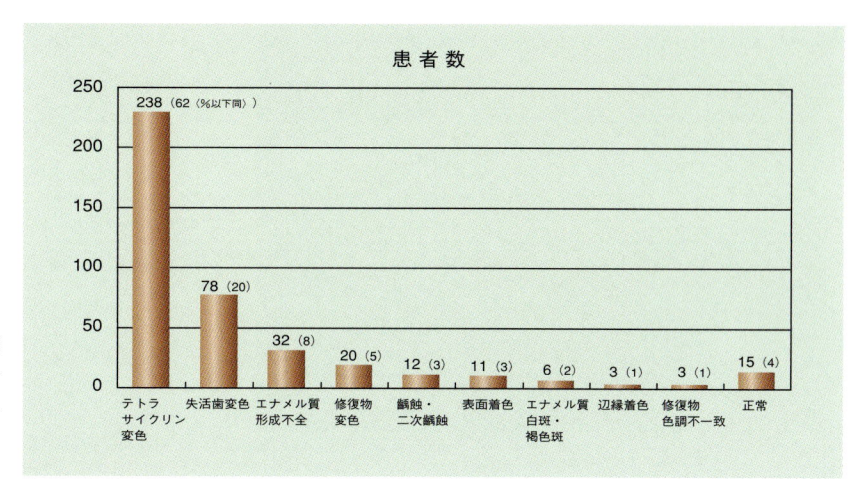

図2-13 1995年4月～2000年2月15日の間に新潟大学歯学部附属病院保存科変色歯外来を受診した変色歯別に見た患者383名の調査（カッコ内の数字は比率）．（参考文献15より引用・改変）．

患者数：テトラサイクリン変色 238（62％以下同）、失活歯変色 78（20）、エナメル質形成不全 32（8）、修復物変色 20（5）、齲蝕・二次齲蝕 12（3）、表面着色 11（3）、エナメル質白斑・褐色斑 6（2）、辺縁着色 3（1）、修復物色調不一致 3（1）、正常 15（4）

表2-5 ホームブリーチ法の適応症

加齢による変色
軽度のテトラサイクリン変色歯
軽度のフッ素変色歯

表2-6 ホームブリーチ法の非適応症

エナメル質に亀裂，欠損，形成不全があるもの
重度のテトラサイクリン変色歯
重度のフッ素症による変色歯
広範なコンポジットレジン修復の行われた歯
クラウン装着歯
歯列不正の著しい症例
無カタラーゼ症

表2-7 ホームブリーチ法の利点

チェアタイムが短い，通院回数が少ない
すべての歯のすべての面が漂白可能
10～20％過酸化尿素は安全性が高い
特別な装置を必要としない
患者の心理的負担が少ない
生活に合わせた漂白処置が可能
過酸化尿素による口腔内の衛生環境が向上する可能性
オフィスブリーチよりも透明感，自然感がある漂白
オフィスブリーチと併用可能
漂白期間の延長で広い適用の可能性がある

表2-8 ホームブリーチ法の欠点

カスタムトレー作成の技工操作が必要
患者側の処置への理解と協力が必要
処置を観察，監視できない
トレーや薬剤による違和感や不快感
処置が長期間
コンポジットレジンの接着性の低下
歯肉への影響，顎関節への負担
色調のコントロール，部分的な漂白が不可能
知覚過敏が発生した時にすぐに対応できない
漂白期間中の有色飲食物の制限
矯正装置を漂白期間中には使用できない
著しい不正歯列に対応が困難
オーバーブラッシングの可能性がある
漂白剤の誤飲の可能性

つかの例において，歯に対する知覚過敏と歯肉状態が不良の場合には歯肉に対する刺激が認められた．知覚過敏への対処法としては，漂白剤を使用後に，1.1％のフッ化ナトリウムゲルを入れたカスタムトレーを5～10分間装着する，フッ化ナトリウム溶液による洗口，硝酸カリウムを含む歯磨剤（シュミテクト，センソダインなど）の使用などが推奨されている．

知覚過敏に対して硝酸カリウムが有効であるという報告がある．Kihnらは，硝酸カリウムを含む10％過酸化尿素漂白剤（Rembrandt Extra-Confort）の臨床評価を行い，漂白効果と知覚過敏の発生が少なかったとしている[17]．

また，知覚過敏をすでに有する場合にも，Andreanaらは，19症例の知覚過敏を持つ患者と，22症例の知覚過敏のない患者に対して，Rembrandt Extra Comfort gel，あるいはNupro Goldgelを2週間使用した．その結果，両者とも歯

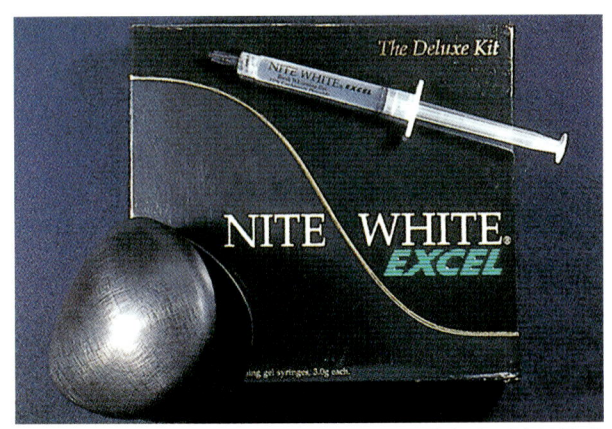

図2-14 ホームブリーチ法に用いられる着色歯面清掃補助剤NITEホワイト・エクセル．10％過酸化尿素を含有する．

は有意に白くなりRembrandt Extra Comfort gelは知覚過敏を発症せず，知覚過敏のあった患者の症状も減少させたとしている[18]．またHaywoodも，硝酸ナトリウムとフッ化物の応用により知覚過敏発生を抑制できると報告している[21]．

IX．患者への説明

ホームブリーチ法は，トレーを製作し，薬剤を入手さえすれば直ちに実施可能な審美性の改善法である．インターネット上には，かかりつけの歯科医師に模型を製作してもらい，それを郵送することでトレー製作およびホームブリーチ剤を販売しているサイトもある．

しかし，漂白法をあまりにも安易に実施したり，あるいは患者の希望を過度に優先すると，トラブルを引き起こすことがある．対象が，歯の色調という主観的なものであり，術者と患者との結果に対する見解の相違が生じる可能性も留意すべきである．

1．患者への説明内容

NITEホワイト・エクセルを用いたホームブリーチ法の説明には，「着色歯面清掃補助材『NITEホワイト・エクセル』（図2-14）は，変色歯を削らずに白くする薬である．処置方法は，歯の型を採り，患者専用のカスタムトレーを製作し，この中に10％過酸化尿素を含むゲル状の漂白剤を入れ，これを自宅で毎日2時間，2週間装着する．漂白は，歯の表面からゆっくりと作用するため歯面の清掃状態が大切で，効果は数日後から発現する」と説明し，これを十分に理解してもらう．

通院回数については，単に白くしたいという希望ならば，印象採得時とカスタムトレー，薬剤の処方時の2回のみだが，一般的には術前診査や，歯の清掃状態の確認，齲蝕や歯周疾患の管理，術後管理のために通院回数は増えることがあることも説明する．

治療期間については，変色の程度にもよるが，通常は約2～6週間の期間が必要であり，さらに色調が濃い場合には，期間の延長もあること，安全性については，この漂白剤はアメリカでは約14年前から使用され，現在までのところ重篤な副作用の発生がないことを説明する．

2．漂白以外の補綴・保存的な処置

漂白以外の変色歯の処置としては，歯の表面を削りポーセレン・ラミネートベニアを接着する，あるいは歯全体を覆う金属焼付けポーセレン・クラウンを装着するといった補綴的な方法が行われている．しかし，ポーセレン・ラミネートベニアや金属焼付けポーセレン・クラウンは，補綴物自体の破折や脱落などの問題，またブラッシングが不十分な場合には，これら補綴物と歯質の間から齲蝕を引き起こすこともある．

また，長期経過例では補綴物自体にはまったく問題はなくとも，歯肉の退縮による審美性の障害も起こりうる．無髄変色歯では，歯根部まで変色が及んでいると歯肉を透過して，黒ずんで見えることは臨床上経験することである．

これに対して漂白法は，歯を削らない保存的な方法であり，患者が持つ自然な歯の状態を維持しつつ審美性を改善できる．万一，漂白効果が不十分な場合や患者の満足度が低い場合には，引き続き補綴処置を行うこともできる．

したがって漂白法は，歯冠形態や歯列に問題がなく残存歯質が多い場合には，審美性改善の第一選択の方法とすることができる．

第2章 歯の変色の原因・診断・処置

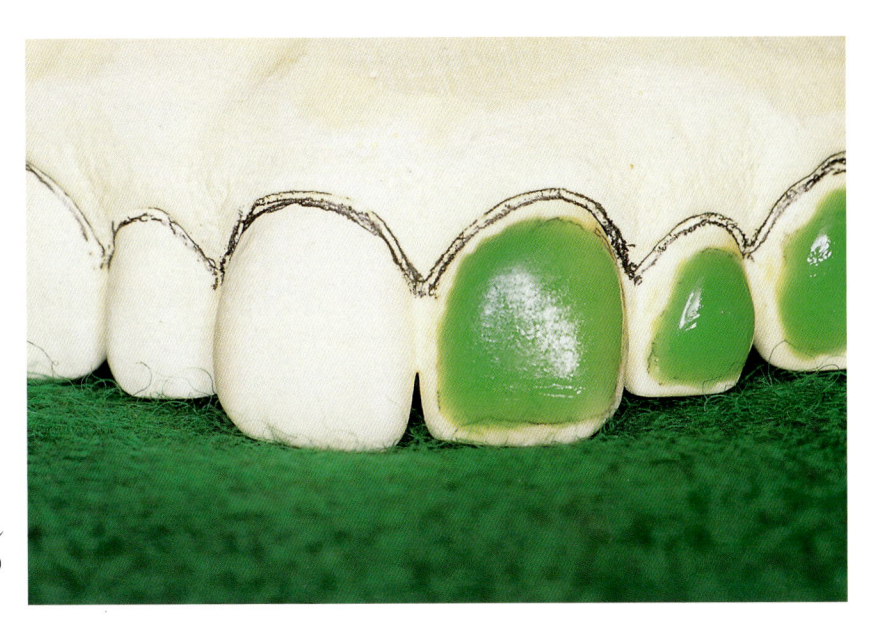

図2-15 実験的に上顎左側前歯をフルレザボア，上顎右側をなし（ノーレザボア）としたカスタムトレー製作用石膏模型．

X. レザボアと漂白効果・知覚過敏の関係

　ホームブリーチ法の問題は，漂白回数，時間，漂白に伴う知覚過敏，トレー使用感，薬剤の味，ブラッシングがすべて家庭でなされ，実際の過程は術者側から把握できない点である．トレーと薬剤を渡すだけでリコールなしでは，漂白効果や不快事項も把握できない．

　歯の漂白法を導入する際には，まず術者自身あるいはスタッフが漂白を体験し，患者に勧めるのが好ましい導入方法であるともされる．筆者らは1症例ではあるが，フルレザボアとノーレザボアで漂白効果や知覚過敏の発生状況に差があるか，すなわちレザボアの有無と漂白程度と知覚過敏の関係を調べる目的で，漂白期間中の詳細な日誌，1週間おきの写真撮影，測色計による色調記録を行った．

　患者は実験の趣旨を理解し了承した歯科衛生士で，口腔内衛生状態には問題がなく，トレーと薬剤の使用法は十分に理解していた．色調の測定に使用した測色計はMHT PIKKIOである．

1. レザボアの設置状況

　図2-15に，模型上で上顎左側中切歯，側切歯，犬歯，第一小臼歯には大型のレザボア（フルレザボア）を設置した状態を示す．なお上顎右側にはレザボアを設置していない（ノーレザボア）．

2. 知覚過敏の発生と色調変化

　図2-16は，知覚過敏の有無，漂白剤の使用感，自覚による漂白程度，そのほかを患者に記録してもらった．漂白42日分，のべ47日間の治療期間の日誌と知覚過敏を0＝「使用せず」，1＝「知覚過敏なし」，2＝「やや知覚過敏あり（スースーする感じ）」，3＝「知覚過敏あり」のスコアでグラフ化したものである．

　図2-17は，フルレザボアとノーレザボアで漂白効果や知覚過敏の発生状況に差があるか，すなわちレザボアの有無が漂白効果に及ぼす影響を示したものである．ほかの報告[20, 21]では，レザボアの有無では漂白効果に肉眼的には差がなかったとしている．しかし筆者らの結果は，フルレザボアのほうがノーレザボアと比べ色差ΔEが大きく漂白効果は高くなった．しかしながら，肉眼的には，ほぼ同様であると

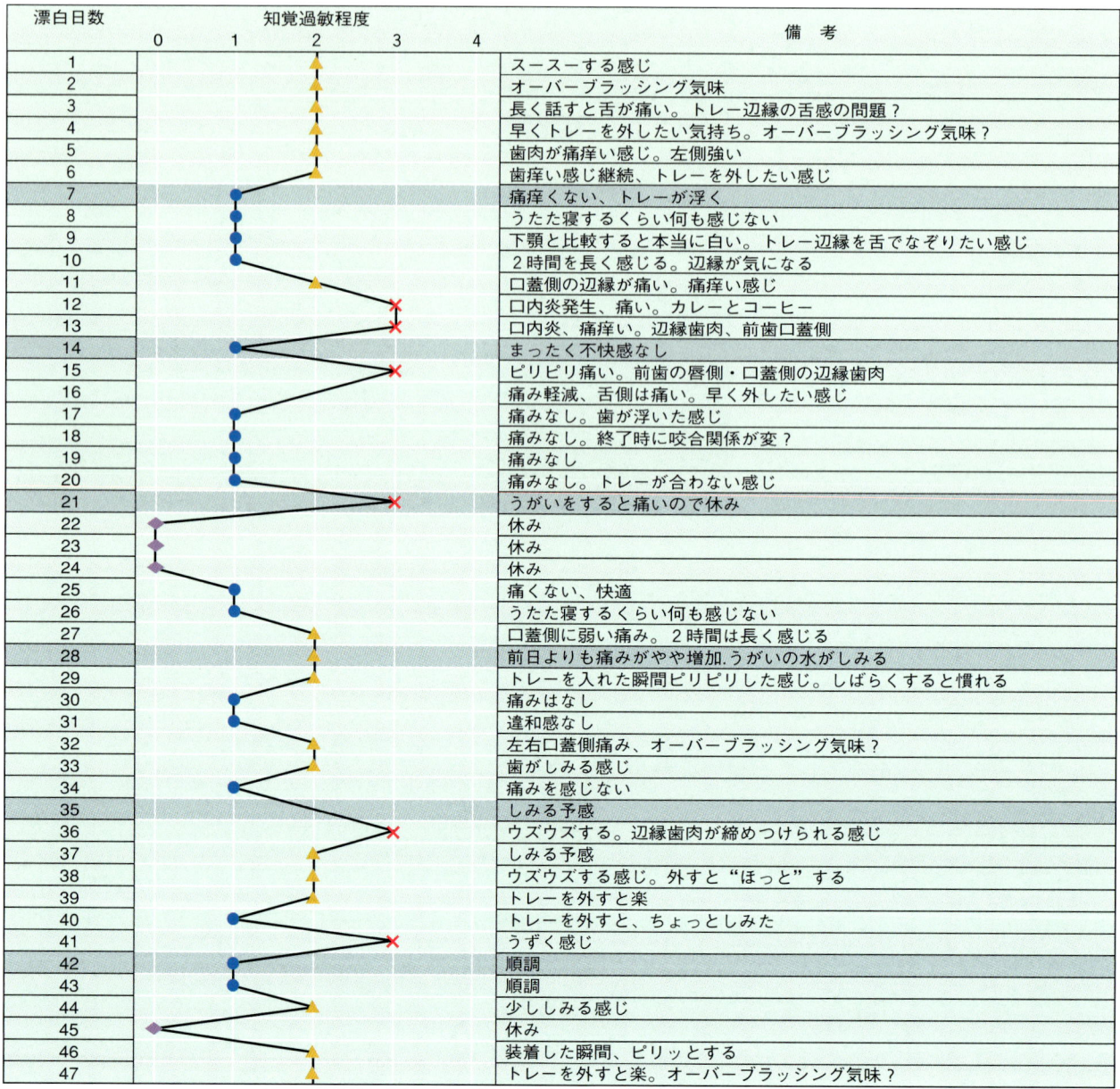

漂白日数	知覚過敏程度	備考
1	△	スースーする感じ
2	△	オーバーブラッシング気味
3	△	長く話すと舌が痛い。トレー辺縁の舌感の問題？
4	△	早くトレーを外したい気持ち。オーバーブラッシング気味？
5	△	歯肉が痛痒い感じ。左側強い
6	△	歯痒い感じ継続、トレーを外したい感じ
7	○	痛痒くない、トレーが浮く
8	○	うたた寝するくらい何も感じない
9	○	下顎と比較すると本当に白い。トレー辺縁を舌でなぞりたい感じ
10	○	2時間を長く感じる。辺縁が気になる
11	△	口蓋側の辺縁が痛い。痛痒い感じ
12	×	口内炎発生、痛い。カレーとコーヒー
13	×	口内炎、痛痒い。辺縁歯肉、前歯口蓋側
14	○	まったく不快感なし
15	×	ピリピリ痛い。前歯の唇側・口蓋側の辺縁歯肉
16	△	痛み軽減、舌側は痛い。早く外したい感じ
17	○	痛みなし。歯が浮いた感じ
18	○	痛みなし。終了時に咬合関係が変？
19	○	痛みなし
20	○	痛みなし。トレーが合わない感じ
21	×	うがいをすると痛いので休み
22	◇	休み
23	◇	休み
24	◇	休み
25	○	痛くない、快適
26	○	うたた寝するくらい何も感じない
27	△	口蓋側に弱い痛み。2時間は長く感じる
28	△	前日よりも痛みがやや増加。うがいの水がしみる
29	○△	トレーを入れた瞬間ピリピリした感じ。しばらくすると慣れる
30	○	痛みはなし
31	○	違和感なし
32	△	左右口蓋側痛み、オーバーブラッシング気味？
33	△	歯がしみる感じ
34	○	痛みを感じない
35	△	しみる予感
36	×	ウズウズする。辺縁歯肉が締めつけられる感じ
37	△	しみる予感
38	△	ウズウズする感じ。外すと"ほっと"する
39	△	トレーを外すと楽
40	○△	トレーを外すと、ちょっとしみた
41	×	うずく感じ
42	○	順調
43	○	順調
44	△	少ししみる感じ
45	◇	休み
46	○	装着した瞬間、ピリッとする
47	△	トレーを外すと楽。オーバーブラッシング気味？

図2-16　知覚過敏発生の程度．△印＝ややスースーする感じ，○印＝知覚過敏あり．×印＝かなりしみる．◇印＝使用せず．この図から，知覚過敏は必ずしも連続して発生するものではないことが読み取れる．

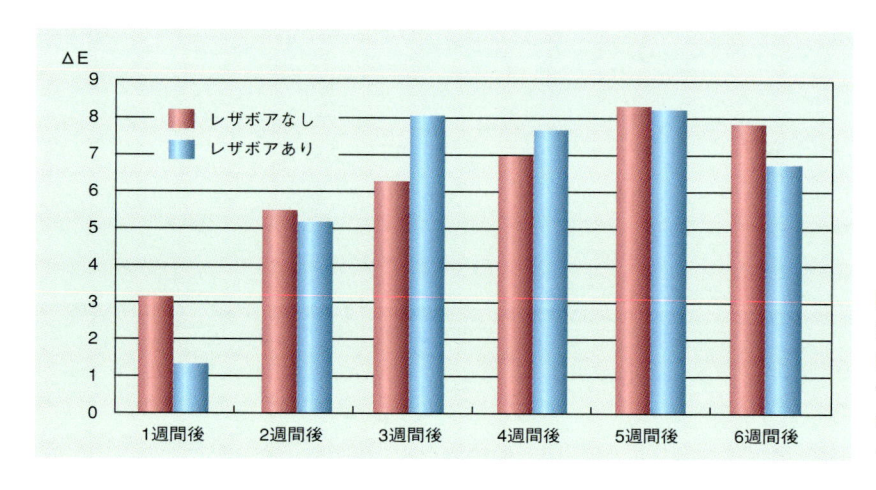

図2-17　レザボアの有無と色差ΔEの変化．漂白効果の発現の早さに差がある．肉眼的には差はないが，色差ΔEは，レザボアありのほうが3週〜4週目で大きい．また色の後戻りもレザボアありのほうが少ない傾向にある．

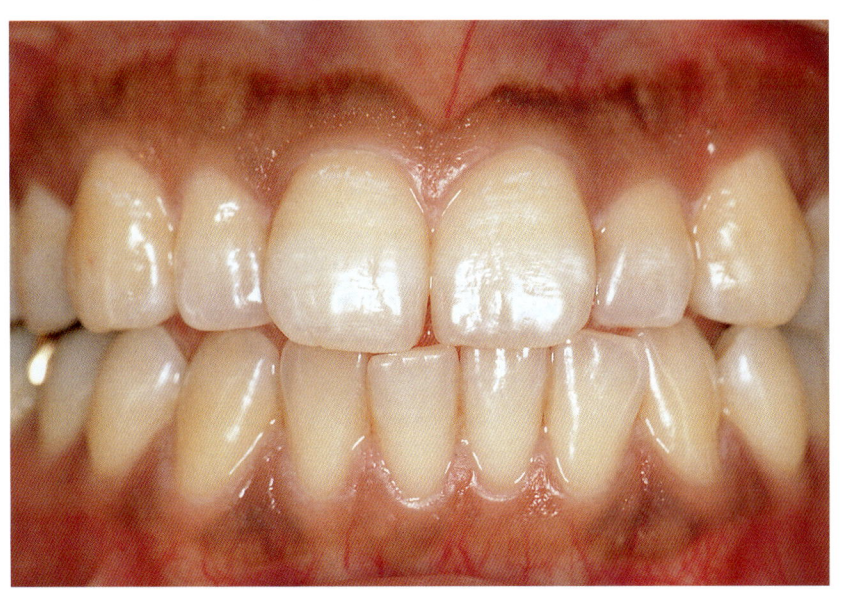

図2-18 術前．30歳，女性．口腔内衛生状態は良好で齲蝕や歯周病も認められない．

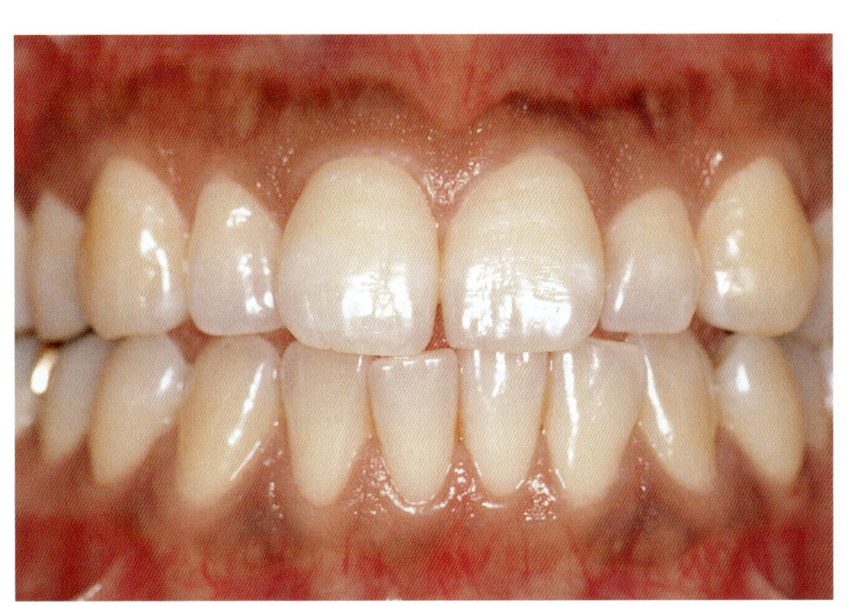

図2-19 上顎前歯を漂白開始して2週間目．切縁部付近にやや漂白効果が認められる．

観察された．また3ヵ月後，半年後，1年後の状態ではフルレザボアのほうが，明度が高い状態が保てる傾向を示している．

これは肉眼的には同様に見えても漂白剤の量が多いほうが効果は高いことを示している．今後症例数を増やして検討したい．

図2-18に，術前の口腔内写真，図2-19に漂白開始から2週間後の状態，図2-20に6週間後の口腔内写真を示す．色彩計による測色ではレザボアの有無で色差ΔEに差はあったが，肉眼的には同程度に漂白された．またフルレザボアとノーレザボアでの知覚過敏の発生の左右差は報告されず，知覚過敏は左右同時に全体的に発生した．しかし5日目は，レザボアありの左側歯肉の痛痒さが強いと日誌には記されていた．処置途中でも，カスタムトレーの適合状態や歯肉と接触する辺縁部分を点検・調整し，適合は最良の状態で行った．

欧米では各種の漂白法が新たに開発され，新しい

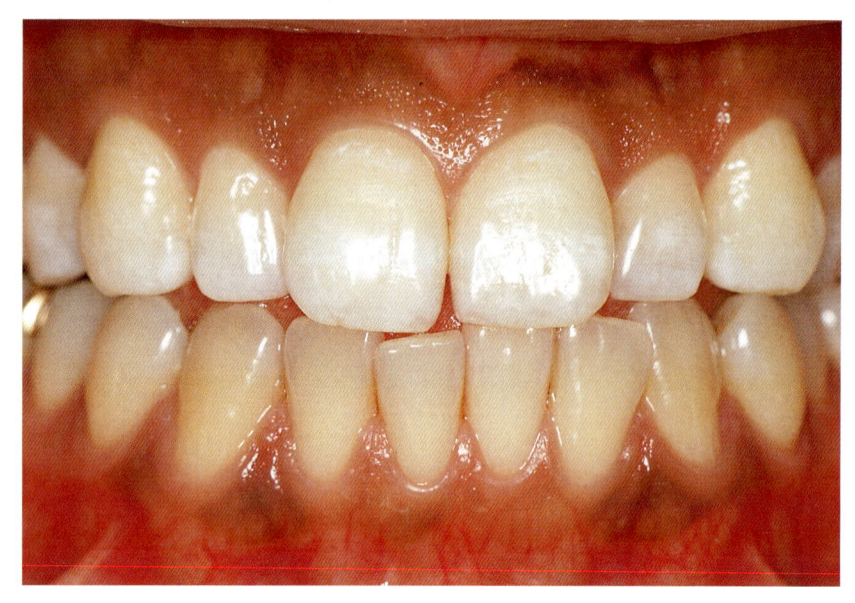

図2-20 上顎前歯漂白6週間目．切縁部付近の漂白効果が広がり，下顎よりも明度がかなり向上している．

薬剤や術式が次々に紹介されている．アメリカではホームブリーチ法をのべ2,000時間以上あるいは半年以上継続し，中等度の縞模様を伴うテトラサイクリン変色に効果があったとする症例報告[19〜22]があるが，安全性や副作用についての詳細は不明である．また重篤な症例に対する迅速で効果的な方法は，現在のところ確立されていない．

参考文献

1. Nathoo, S. A.: The Chemistry and mechanism of extrinsic and intrinsic discoloration. JADA, 6S〜10S, 1997.
2. Mich, R.A., Ball, Ch. B., Tobie, J. F.: Fliuorescence of Tetracycline antibiotics in bone. J. Bone Surg. Am. Ed., 40, 897〜9910, 1958.
3. Wallman, I. S., Hinlton, H. B.: Teeth pigmented by tetracycline, Lancet. Apr. 21, 827〜829, 1962.
4. Small, B.W.: Bleaching with 10 percent carbamide peroxide : an 18 month study. Gen Dent. March-April, 142〜146, 1994.
5. Frederick M. Parkins : Minocycline use discolors teeth (Case Report). JADA, Vol.123,87〜89, 1992.
6. Goldstein RE, Garber DA: Complete Dental Bleaching. Quintessence Publishing, Chicago, 1995.
7. Nathoo, S., Santana, E 3rd, Zhang, Y. P. Lin. N., Collins, M., Klimpel, K. : Comparative seven-day clinical evaluations of two tooth whitening products. Compendium, 22, 599〜606, 2001.
8. 福島正義，鈴木次郎，日向俊之，岩久正明，永久歯列におけるテトラサイクリン変色歯の病型と発現頻度．歯科審美，6(2)，8〜14，1994．
9. Leonard, R.H.: Nightguard vital bleaching, Dark stains and long-term results. Conpend Contin Educ Dent, 21 (28), s28〜s29, 2000.
10. Leonard, R.H., Haywood V.B.: Night-guard vital bleaching of tetracycline-stained teeth 54 months post treatment. J Esthet Dent, 11, 265〜277, 1999.
11. Dean, H. T.: Endemic fluorosis and its relation to dental caries. Public Health Reports. 1938, 53(33), 1443〜1452, 1938.
12. Koulourides,T.: The biologic basis of dental caries : Dynamics of biologic mineralization applied to dental caries. edited by Menaker L, Happer & Row Publishers, Hagerstown, 419〜444, 1980.
13. Barbakow, F.: Enamel remineralization : how to explain it to patients. Quintessence Int. 22, 341〜347,1991.
14. 井藤正純，川原　大，中井宏昌，川原春幸：漂白速度と年齢に関する臨床的研究．第1回 Academy of Cosmetic Oral Care(ACOC)学術大会，2001年11月，沖縄．
15. 福島正義：漂白4．変色歯外来からみえてくるもの．デンタルダイヤモンド増刊号，86〜93，東京，2000．
16. Haywood,V.B., Heymann ,H.O.: Night guard vital bleaching. Quintessence Int., 20 : 173〜178, 1989.
17. Kihn, P.: Clinical Evaluation of 10% Carbamide with Potassium Nitrate. J Dent Res 79, IADR Abstracts. #2362, 2000.
18. Andreana, S.: Clinical Evaluation of Bleaching Gels on Patients with Sensitive Teeth. J Dent Res, 79, IADR Abstracts, #583, 2000.

19. Javaheri, D.S., Janis, J.N.: The efficacy of reservoirs in bleaching trays. Oper. Dent ,25, 149〜151, 2000.
20. Matis B.A., Yousef, M., Cochran, M.A., Eckert, G. J.: Degradation of Bleaching gels in vivo as a function of tray degsign and carbamide peroxide concentration. Oper. Dent, 27, 12〜18,2002.
21. Haywood, V.B.: The delivery of Potassium Nitrate-Fluoride to reduce bleaching sensitivity. J Dent Res, 79, IADR Abstracts, #3001, 2000.
22. Leonard R.H., Haywood, V.B., Caplan, D.J., Tart, N.D.: Nightguard Vital bleachng of tetracycline-stained teeth : 90 months post treatment.J Esthet and Restorative dentistry, 142〜152, 15(3), 2003.

第3章

オフィスブリーチ

はじめに

ホームブリーチもオフィスブリーチも漂白効果は同程度とされる．NITE ホワイト・エクセルによるホームブリーチは，毎日数時間のトレーの着用を数週間継続するが，来院回数は，診査・説明，印象採得，トレーと薬剤の受取り，効果の確認と最低3回で終了する．

いっぽう，松風ハイライトによるオフィスブリーチは，1回の処置時間が1時間程度，数回の来院とされるが，実際の来院回数は4～6回程度であり，2～3回の処置では満足に効果を上げることができない．しかし，歯科医師の管理のもとで処置するため安全性や信頼性は高いと考えられている．

本章ではオフィスブリーチの基本である「松風ハイライト」を用いた有髄歯の漂白法を解説する．

I. 有髄変色歯の漂白

1. 従来の方法

有髄変色歯の多くは，テトラサイクリン系抗菌薬などやフッ素症による変色，加齢による黄ばみ，そのほかの原因とされている．

このような有髄変色歯に対し，従来は，過酸化水素水に光／熱，あるいは HFC（High Frequency Current：高周波電流）などを作用させ，過酸化水素を活性化させてきた．これらの方法は，高濃度（35％程度）の過酸化水素と強力な熱や光を使用するため，歯周組織の保護や歯以外の部分にも熱や光からの防護に特別の処置を施す必要があった．図3-1に35％過酸化水素水にガーゼを浸漬し，これを歯面に接触させ高周波電流を間欠的に流し歯を漂白している状態を示す．また図3-2には，HFC による漂白を5回行った結果を示す．明度は上がるが，透明感のない不自然な白さである．

光／熱を作用させる方法では，患者は毎回約30分間，ランプによる熱と光に耐えるが，その効果は著明でなく，実用的な方法とは言い難かった．したがって有髄歯に対する漂白法は，少なくともわが国ではほとんど行われなかった．

米国 Shofu が「Shofu Hi-lite」を発売した1991年以前のオフィスブリーチの状況は，上記のように有髄歯を漂白することは大変な困難を伴い，歯の漂白とは無髄歯のウォーキングブリーチを意味すると，多くの歯科医師は考えていた．したがって，重度の有髄変色歯で患者の要望が強い場合には，歯質の多くを切削し，印象採得し，補綴物により審美性の改善処置を行うか，便宜的に抜髄を行い，髄腔内から漂白する強制的ウォーキングブリーチ法がやむなく行われていたのである．

以上のように，有髄変色歯に悩む患者は，歯の色は削って冠を被せるしか治しようがない，と説明さ

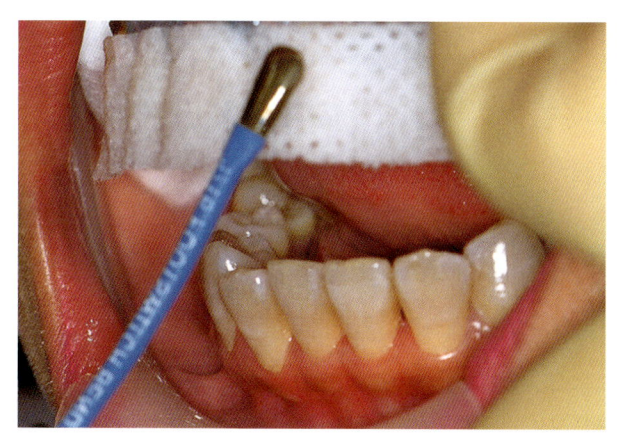

図3-1 HFCと35％過酸化水素による漂白法．35％過酸化水素水にガーゼを浸漬し，これを歯面に接触させ高周波電流を間欠的に通電して歯を漂白する

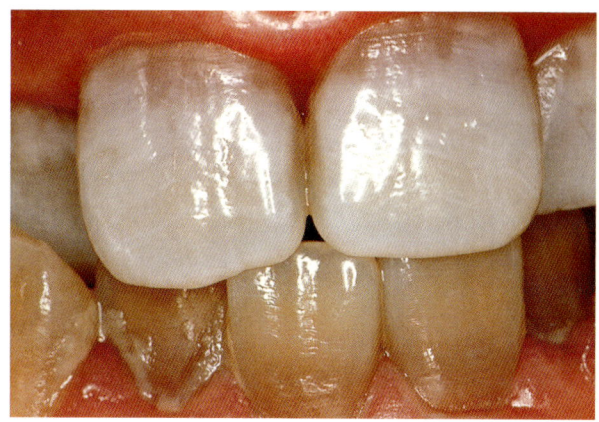

図3-2 HFCと35％過酸化水素漂白法の術後．HFCによる漂白を5回来院し，行った結果を示す．明度は上がるが，部分的に透明感のない不自然な白さである．

れ多くはあきらめる，あるいは一時的に明度の高いコンポジットレジンで色を覆い隠すダイレクトボンディング処置が行われていた．

2．松風ハイライトの登場

日本で厚生省（当時）の承認を得て市販されているオフィスブリーチ剤は，1998年5月に発売された「松風ハイライト」のみである．この漂白剤は，従来の過酸化水素水に光／熱やHFCを併用する方法に比べ，処置時間，疼痛，通院回数などの欠点を解決した画期的なものと評価された．キットになった液と粉末を練和し，これにコンポジットレジン重合用の光照射器で3分間光を照射する方法は，従来法に比べて画期的といえたのである．

日本での認可後，松風ハイライトは，当初，松風ブリーチングクラブを通じて，保冷パックに梱包されて直販されていたが，現在では通常の歯科材料店を経由して発注・入手可能になった．松風ハイライトは月に数百セットが出荷されているという．

しかし，米国Shofuでは「Hi-Lite Bleaching System」も併売はするが，主力はすでに「Hi-Lite」より漂白時間が短縮された「Shofu Niveous In-Office Tooth Whitening」に移っている．松風によると，Shofu Niveous（ニベアス）の，国内販売の予定はないとされる．

有髄歯漂白の経験のある歯科医師が少ない日本では，アメリカにおける松風ハイライトの評判が，その効果に大きな期待感を抱かせたようである．変色した歯に漂白剤を塗布し，光を当てると，まるで染み抜きのようにその部分が白くなるとイメージした歯科医師も多かったようである．

それまでは補綴的に審美性を回復していたケースも，これからは漂白法で対応できてしまうので，ポーセレン関連の仕事が減ると心配する技工士もいたほどである．それほど歯の漂白法は日本でも過剰な期待を持たれていた．

しかし実際，松風ハイライトの主な適応は，加齢による歯の黄ばみであり，またテトラサイクリン系抗菌薬による変色の場合は，軽度から中等度であり，フッ素症の場合には軽度が適応とされている．

松風ハイライトの漂白効果を薬剤が接触するとその部分は真っ白くなると想像した，あるいはマスコミから画期的な新製品として紹介されたことを信頼した一部の臨床家は，実際の漂白効果は評判ほどでないことに落胆した．

松風ハイライトは診療室で使用するオフィスブリーチ剤であるが，当時導入準備中であったもうひとつの漂白法であるホームブリーチ剤と比べ，松風ハイライトはあまり白くならない，という意見も出された．これらの現象は，漂白効果を判定する知識の不

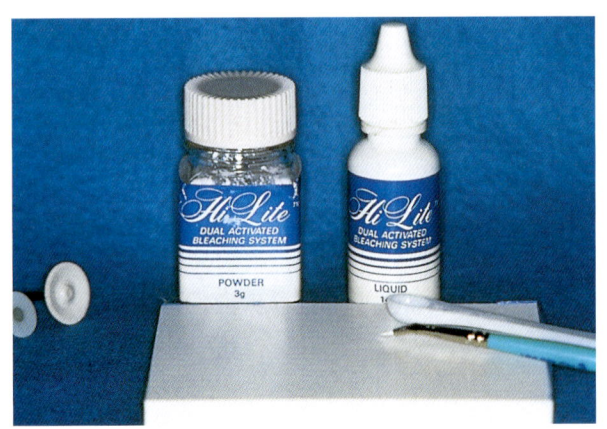

図3-3 35％過酸化水素水，触媒粉末，研磨器具などの松風ハイライトキット．日本の製品には歯肉保護用のブルーワセリンが付属する

足，変色の程度により効果に差が生ずるという，経験の不足が招いた混乱である．有髄歯の漂白法についての経験と知識の全般的な不足と，アメリカ流の広告戦略の宣伝効果の相剰により，起きたものであろう．

アメリカでのShofu Hi-Liteの評価は「従来の方法と比較すると」という前提条件があり，この認識が日本では低かったのである．素晴らしいという評判と，実際のギャップの差に落胆も大きかったわけである．裏を返せばそれほどの期待を持つほどに，日本の臨床家は効果的な有髄歯の漂白剤を強く望んでいたともいえよう．

II．松風ハイライトの特徴と成分
1．特徴

松風ハイライトの特徴は，簡単な操作，特殊な器具が不要，取り扱いのタイミングが分かりやすいことの3点である．漂白対象歯が数歯程度の場合は，液と粉末を練板上に計量スプーン1杯と液を3滴の比率で出し，プラスチックスパチュラで混合し，光照射するだけの，歯科関係者なら誰でもできる簡単な操作である．スパチュラの先で必要以上に練り込もうとする歯科衛生士もいるが，これは色素が均一に混ざる程度の練和でよい．

また，一般外来に設置されているコンポジットレジン重合用の可視光線照射器で漂白用ペーストを活性化できることも，初期コストを減らし，導入を容易にする．特殊な照射器や装置など導入時の設備投資を排除し，薬剤のみ用意すれば良いことは大きな利点である．

漂白のタイミングを計るため，漂白の活性をペーストが青緑色から白色に変化させることで把握するアイデアは秀逸で，漂白剤の活性や効果の持続性を明示できるようにしている．ちなみに白くなり漂白効果のなくなったハイライトに，過酸化水素水を滴下しても色は青緑色には戻らない．

松風ハイライトは，レーザー，プラズマ光などの光源でも活性化が可能である．より強い光源を使用すると，照射時間を短縮できるメリットがある[1]．

松風ハイライトの粉末と液を混合し，光を照射するオフィスブリーチの基本となる方法は，その後の第二世代のオフィスブリーチ法の標準的な手順として引き継がれた（第7章参照）．

より高い漂白効果を期待しレーザーやキセノンランプ照射器を必要とする第二世代のオフィスブリーチ剤は，松風ハイライトの特徴である「特別な器具が不要」という長所をスポイルしている．

2．液と粉末の成分

松風ハイライトの液の成分は35％過酸化水素水，キットには14 mLのボトルが2本装備されている．触媒粉末は5 g入りで，これらを混合して化学的に反応を起こさせ，さらに可視光線を照射して，光化学反応によっても反応が進行するDual Activated Bleaching Systemである．化学反応を起こさせるため，練和し歯面に塗布後3〜5分ほど放置するのが使用上のポイントである．

キットの触媒粉末量に比べ，35％過酸化水素が多いのは，粉を半分程度使い切ったところで，2本目の液の封を切りなるべく分解していない過酸化水素を使うためである．液の保管は，冷暗所が指定される．当初，ハイライトキットは保冷バックで直送されていたほど，保管には注意が払われていた．開封する前は2年間，開封してからは半年が，有効な漂白が可能な期間としている．図3-3に松風ハイライ

第3章 オフィスブリーチ

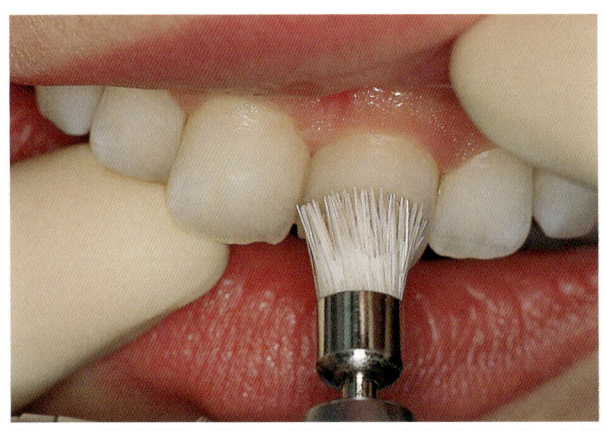

図3-4 歯面研磨の様子．当初はフッ素とグリセリンなどの油分を含まない研磨剤を推奨していたが，フッ素を含んだ研磨剤を使用しても，漂白効果は変わらない．

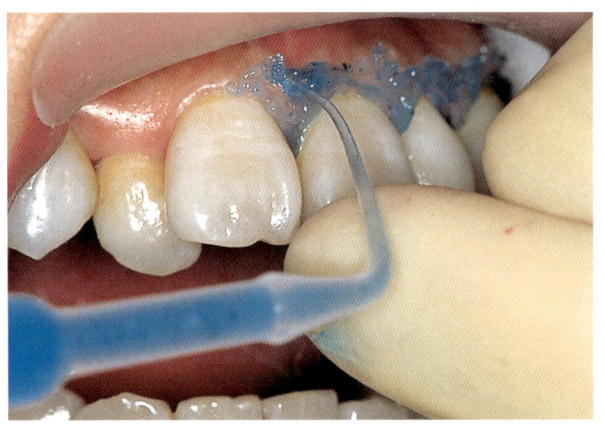

図3-5 キットに含まれるブルーワセリンを根管洗浄用のシリンジに入れ歯肉を保護する．

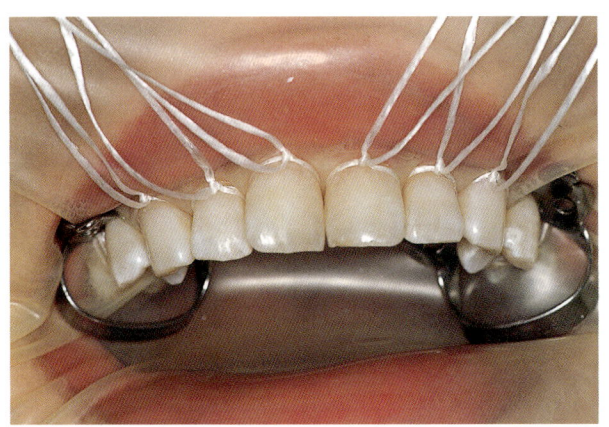

図3-6 ラバーダム装着とフロス結紮を行い歯肉と口唇を保護する．

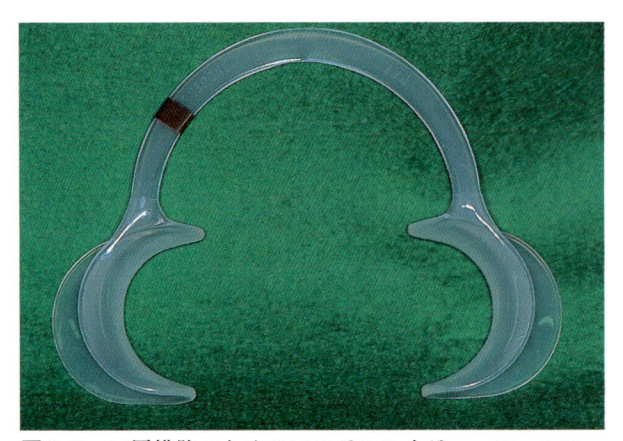

図3-7 口唇排除のためのアングルワイダー．ロールワッテと併用し口唇や頬粘膜を排除する．

トのキット内容を示す．

III．松風ハイライトの臨床

1．漂白の前処理と術式

　有髄歯の漂白剤は歯の表面から作用するために，表面に漂白作用を阻害するプラークなどが付着していないことが，第一の条件である．松風ハイライトの臨床術式は，グリセリンなどが含まれない研磨剤を用いて，歯面を十分に研磨し，表面の汚れを除去する必要がある（図3-4）．この研磨は特に歯頸部や隣接面にわたり時間をかけて完全に行わなければならない．

　次に漂白の前準備として，歯間乳頭や付着歯肉部にワセリンを塗布する．歯肉や粘膜，口唇も必要に応じてワセリンで保護する（図3-5）．さらにラバーダムを装着し，漂白対象歯を露出させる．歯頸部はデンタルフロスを用いて結紮する（図3-6）．

　漂白効果を高めたい場合には，漂白剤を唇面のみではなく口蓋側面，舌面にも塗布する場合があるが，このような処置にはラバーダムによる完全な歯肉保護が必要になる．唇側のみの漂白剤の塗布ならば，歯肉をワセリンやリキッドダムなどで保護し，口唇をロールワッテ，リッパーやアングルワイダー（図3-7）などで排除し，漂白を行うことも可能である．

　また患者の目に誤って漂白剤が入らないように，加えて，強い光線から目を保護するためにオレンジ色あるいは濃緑色の防護眼鏡をかけてもらう（図3-8）ことも，ハイライト使用上の注意点である．

　規定量の液と粉末をプラスチック紙練板上に取り出し練和する．35%過酸化水素水と指示薬ギネアグ

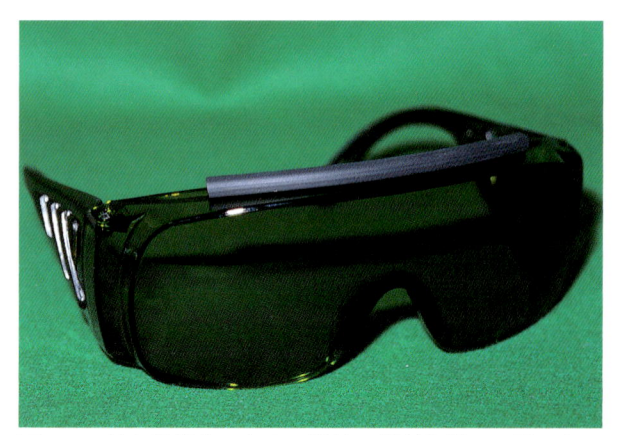

図 3-8　目を保護するための眼鏡．薬剤が誤って目に入ることを防ぎ，光照射時には目を保護する．

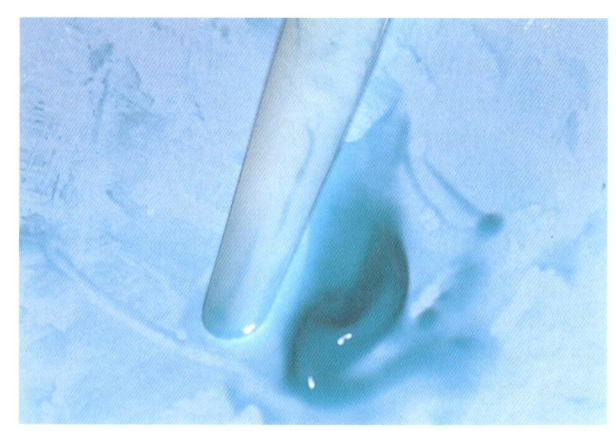

図 3-9　ハイライト粉末と液の練和．ギネアグリーンにより練和直後は青緑色をしている．

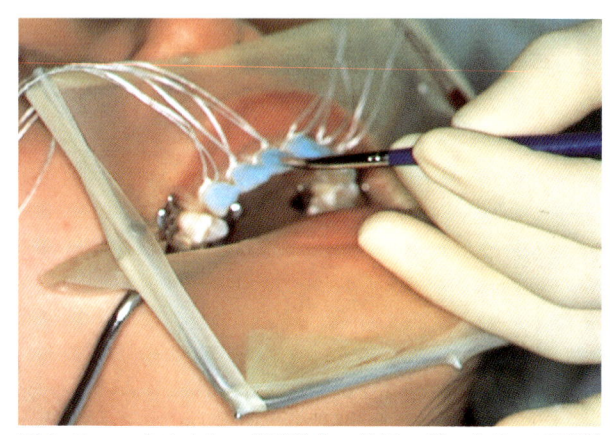

図 3-10　ハイライトの歯面塗布，付属の筆，あるいは平頭充塡器などで歯面に 1～2 mm 程度塗布する．

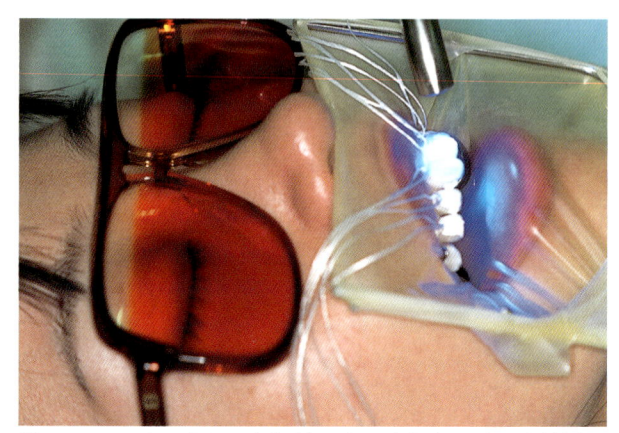

図 3-11　ハイライトに光照射．少なくとも 3 分以上放置しペーストが白っぽくなり始めたところで 3 分間光照射する．

リーンの入った触媒粉末は練和すると，青緑色の活性化した漂白用ペーストとなる（図 3-9）．これを，付属の筆でエナメル質表面に厚さ 1～2 mm で塗布し（図 3-10），数分間の放置後，可視光線照射器で 3 分間光照射（図 3-11）する．さらに数分間の放置後，漂白剤の反応が完了し，完全に白色になったら，これを洗い流す（図 3-12）．

新たに練和した漂白剤を塗布して，光照射するという操作を，1 回の来院当たり 3 回繰返し，終了時にフッ化物を含む研磨剤で研磨（図 3-13）を行う．歯肉保護から 3 回の漂白を行い，研磨を終了するまでの処置に 40 分から 1 時間のチェアータイムが必要である．上記の処置は 3～6 回の来院で完了するが，オフィスブリーチのチェアータイム，人的コストは予想以上に高いことになる．

当初，帯状の強い変色がある部位は 37％リン酸ゲルでエッチングし，松風ハイライトを塗布するという術式が指示書にあった．しかし，エッチングしなくても漂白効果には差がないという報告がある．これは，エッチング群は，清掃したエナメル質表面を 37％リン酸ゲルで 15 秒間酸処理後，十分水洗したもので，漂白終了後に，エナメル質表面を研磨する．ノーエッチング群はエナメル質表面を清掃するだけで，漂白終了後に，エナメル質表面を研磨したもので，漂白前後の色差 ΔE を計算している．この報告から，重篤な変色部位をリン酸で酸処理する方法は意味がないことになる．

2．処置のポイント

有髄歯の漂白処置の要点は，漂白処置開始前に，齲蝕や歯肉炎などを完治させておくことである．また隣接面齲蝕をコンポジットレジンで修復している

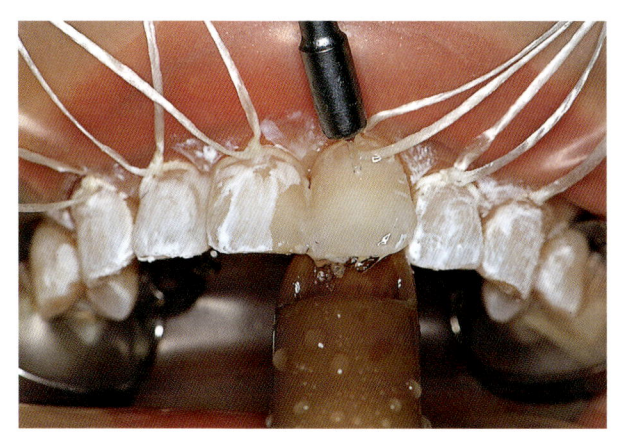

図 3-12　ハイライトの除去．湿綿球で大まかに取り除き水洗する．

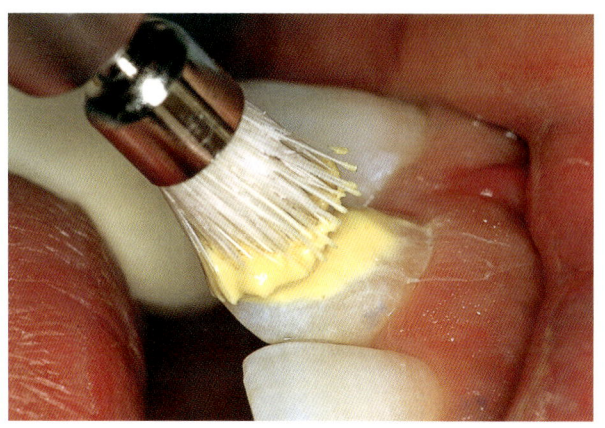

図 3-13　最終研磨．フッ素を含む研磨剤を用いて，丁寧に仕上げ研磨をする．

場合には，レジンと歯質が確実に適合していることを確認する．

あまりにも古い充塡で，レジン自体が変色，あるいは褐線が存在する場合には，接着性の優れた最新のボンディングシステムを用い再充塡する必要がある．レジンの色調合わせは重要であるが，筆者らの経験では A1〜A2 シェードを選択しておくと，最も色調が一致しやすいようである．しかし，B1＋の漂白効果が現れた場合には処置後にブリーチングシェードレジンで填塞し直すこともある．

術前の歯面清掃と術後の歯面研磨の徹底もポイントである．導入当初は，術前の歯面研磨にはフッ化物を含まないもの，術後の研磨はフッ化物を含むものと，有髄歯の漂白には 2 種の研磨剤を使い分ける必要があるとされていた．

これは術前にフッ化物入り研磨剤を使用するとハイドロキシアパタイトがフッ化アパタイトとなり漂白効果が減ずる可能性があるとされたためである．しかし，この使い分けをしても漂白効果発現には差はないようで，術前後の研磨にはフッ化物入りの研磨剤を使用してもかまわない．

歯肉や口唇，頰粘膜に薬剤が触れないように，軟組織の保護を適切に行うこと，光照射の前後に化学反応を進行させるために数分の放置時間を設けることが重要である．

3．練和・光照射時の過酸化水素蒸気の発生

また漂白処置中に発生する過酸化水素の蒸気は，呼吸器に障害を与える可能性があるため，バキュームで吸引する．

アメリカの労働衛生基準（ACGIH 1983）では，過酸化水素蒸気許容濃度は 1 ppm（1.5 mg/m^3）である．練和直後あるいは光照射中のハイライトペースト付近（閉鎖系で 2 cm の距離）の過酸化水素蒸気濃度は 3〜4 ppm となり，鼻孔近くでの過酸化水素蒸気の濃度はこれに近いものと考えられる．塗布時と光照射時にはバキューム吸引により過酸化水素蒸気を除去する配慮が必要である．

診療室内の過酸化水素蒸気濃度に対しても，配慮すべきである．ユニット周囲の換気の配慮も必要であり，松風ハイライトを使用する際は換気の良い場所で使用する．

4．松風ハイライトの pH 変化

図 3-14 に練和直後からの松風ハイライトの pH 変化を示す．練和直後は 3.6 程度であるが反応が進行すると 4.0 付近まで徐々に上昇する．

このように pH が 4 程度であること，光照射による急速な酸化作用が，松風ハイライトによるラスター（luster　光沢，光彩，つや）の消失，いわゆるチョーキーホワイトの原因であるともいわれる．図 3-15 に，ハイライトによる漂白 3 回目直後のラスターの消失した状態を示す．

このラスターの消失は再石灰化により次回来院時にはほとんど目立たなくなる．チョーキーホワイトが認められない症例もあり，漂白剤の pH，過酸化

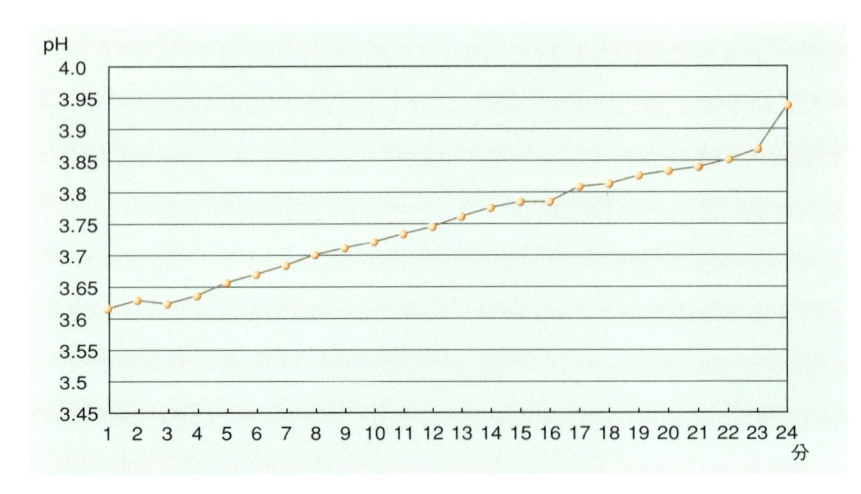

図 3-14 ハイライトの pH 変化.

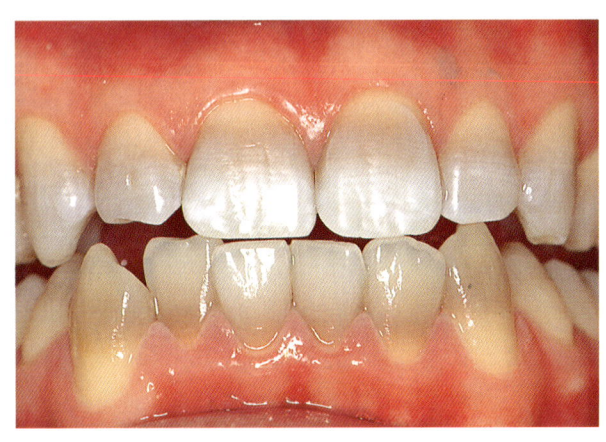

図 3-15 ハイライトによる漂白結果(漂白直後),帯状の変色の見られる F3 症例である.歯冠中央部から切縁にかけてラスターの消失が認められる.

水素濃度,作用時間と歯の表面性状の変化,唾液の影響さらには漂白後のフッ化物の応用について検討が必要とされる.

5. 松風ハイライトの歯肉への影響

瓜生,新谷らは,変色歯漂白システムの歯肉に及ぼす影響を調べ,松風ハイライトが歯肉に付着した際の状態を報告している.

これは,20歳代の医局員5名の歯肉にハイライトペーストを付着させ,1分放置,3分光照射,さらに1分放置後に多量の水で洗い流し,疼痛と歯肉状態を記録したものである.その結果,塗布直後の強い痛みと歯肉の白色化が起きたが1〜3時間後には疼痛は消失し,3〜6時間後に白色化も消失した.

また病理的検討として,カニクイザルの付着歯肉に松風ハイライトペーストを塗布し,歯肉片の HE 染色標本を光学顕微鏡で観察すると,侵襲は上皮で止まっており,粘膜固有層は充血,浮腫が観察された.6時間後には,炎症は治まり,角質層の再生が進んでいたと報告している[2].

図3-16〜20は実験的に練和直後のハイライトを歯肉に付着させ,これにビタミン E を含む軟膏を適用した場合と,しない場合を検討したものである.この状態は,歯肉が灼熱感を持つことから Burning (図 3-18)を呼ぶこともある.多量の水で洗い流すこととビタミン E を含む軟膏の塗布(図 3-19)で症状は軽快に向かい,10〜30分程度で症状は消失する.

図 3-21 は,松風ハイライトの液成分(35%過酸化水素)が指について5分後の状態,図 3-22 は15分後の状態で,術者やアシスタントも35%過酸化水素水の取り扱いには注意が必要である.

第3章　オフィスブリーチ

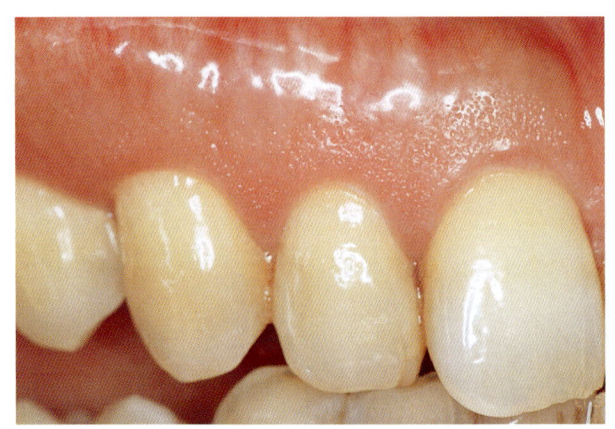

図3-16　ハイライト練和ペーストが歯肉に付着する前の状態．

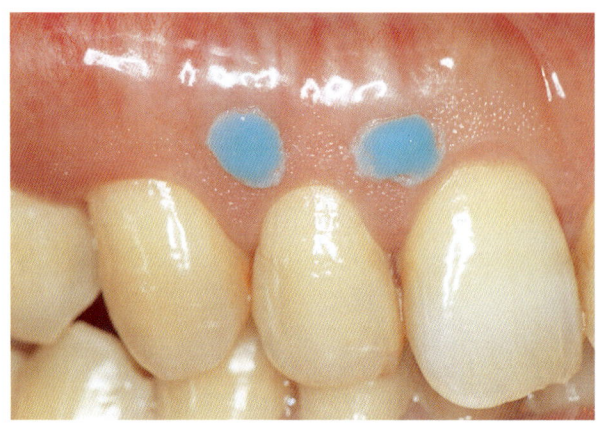

図3-17　ハイライトを練和させ付着させた直後．疼痛はない．

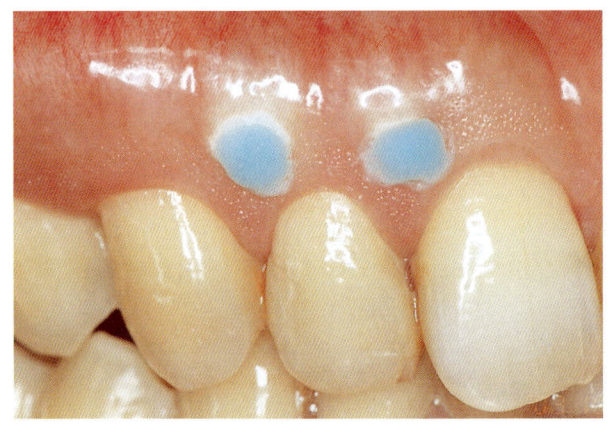

図3-18　ハイライト練和ペーストが歯肉に付着して1分後の状態．ピリピリする感じがする．

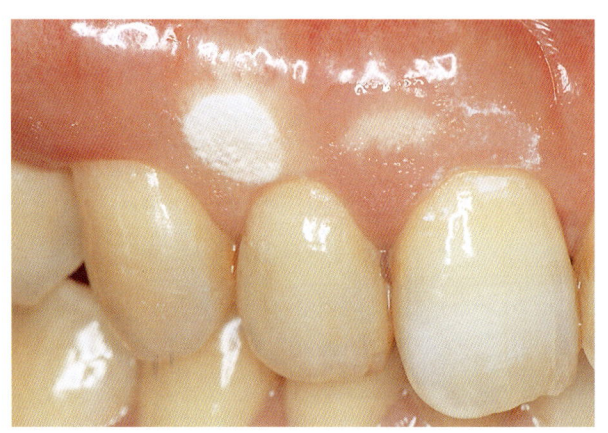

図3-19　ハイライトを付着させ1分後に水洗とビタミンEを塗った場合（右）．対照として付着させたままの状態（左）．

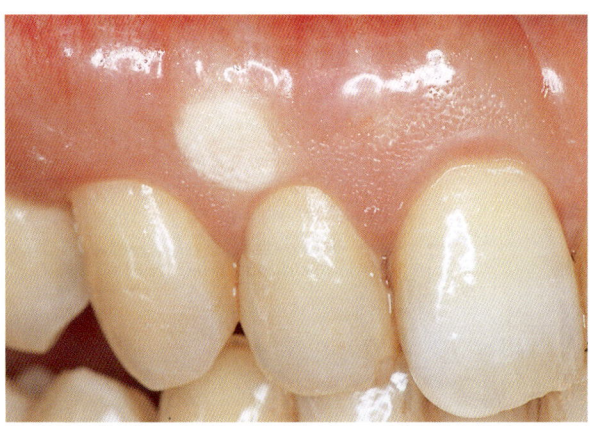

図3-20　ハイライト付着10分後，ビタミンEを塗った場合（右）と塗らない場合（左）．右のビタミンEを塗った部分はよく見ないと分からない．

6．ハロゲンランプとキセノンランプ照射

可視光線重合レジン硬化用の照射器（ハロゲンランプ内蔵：光量＝200〜600mW）を設備しない歯科外来はいまや日本には存在しないと思われるが，最近はレジン重合時間を，わずか3〜5秒へと大幅に短縮し，またオフィスブリーチ法にも応用できる1,000〜1,400mWという大光量のキセノンランプ照射器が紹介されている．レーザー照射器ほど高価でなく，また漂白にも使用できる．

オフィスブリーチにキセノン照射器を使用すると，短時間で効果的な漂白が可能なことが実験室的には示されたが[3]，大光量の照射器で危惧されるのは，照射面の温度上昇である．図3-23にハロゲンランプ照射器 Wite Lite，2種のキセノンランプ照射器 Apollo 95 E と PAC のチップ先端の温度変化を示す．Wite Liteでは1分50秒でも温度は30℃をわずかに超えたにすぎないが，Apollo 95 E や PAC では30秒で60℃となった．

図3-24は松風ハイライトペーストに Wite Lite と PAC でそれぞれ3分間と30秒間，光照射した場合の温度上昇を示している．Wite Lite の場合には照射中徐々に温度は上昇するが30℃を超えるこ

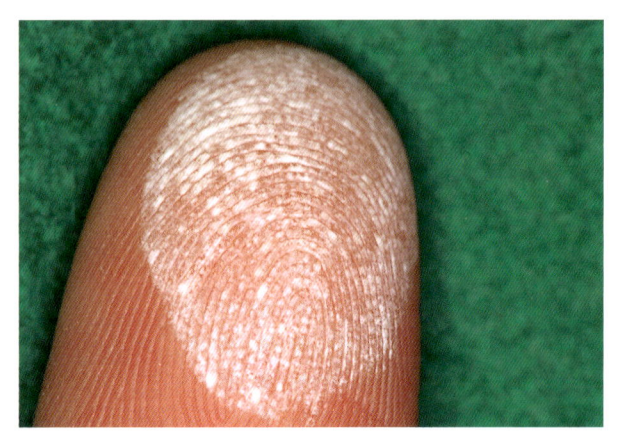

図3-21 35％過酸化水素水が指について5分後の状態．

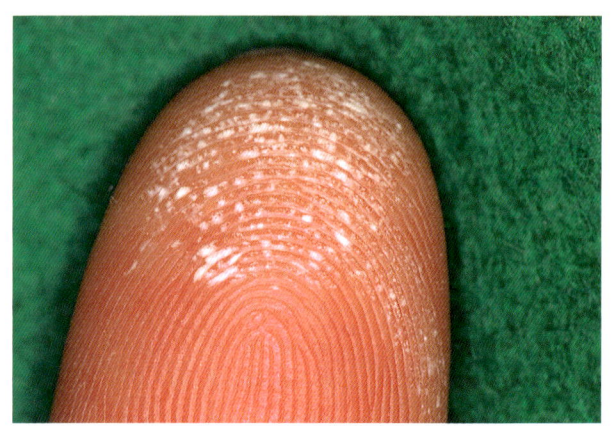

図3-22 15分後の状態．患者のみならず術者やアシスタントも35％過酸化水素水の取り扱いには注意が必要である．

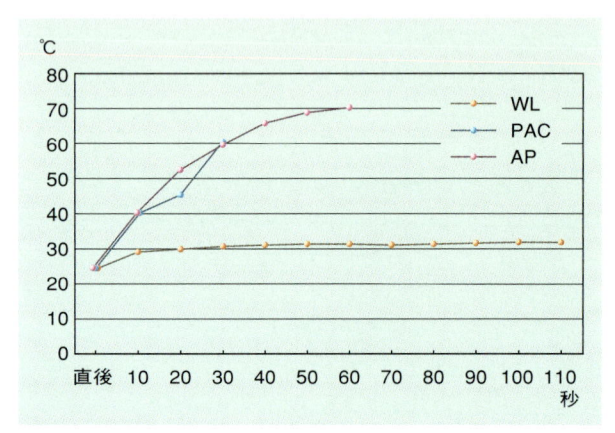

図3-23 White Lite，PAC，Apollo 95Eのチップ先端の温度上昇．

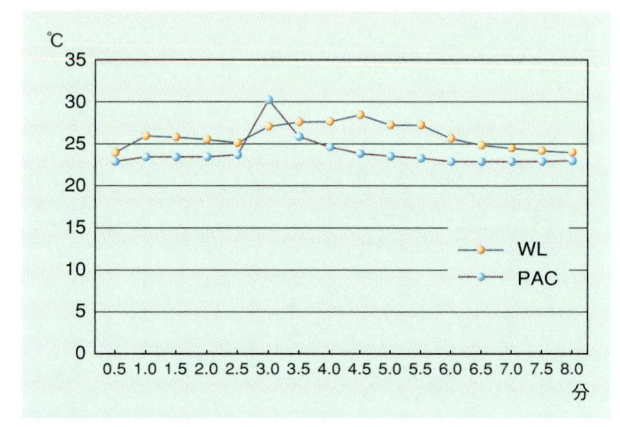

図3-24 キセノンランプとハロゲンランプをハイライトに照射した場合の温度変化．

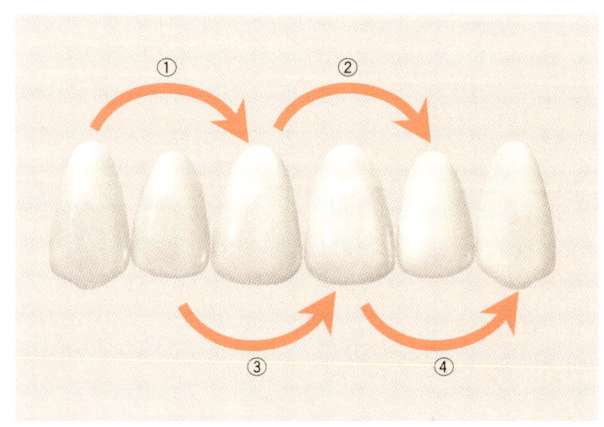

図3-25 ハイライトに光照射する際に，一本おきに照射する方法．

とはなく，PACの場合には光照射すると一時的に30℃になるが，照射を中断すると照射前の温度に戻った．キセノンランプ照射器を使用する場合には，同一の歯面に5秒以上照射しないような照射法が必要である．

また図3-25に示すように，偶数番ごと，あるいは奇数番ごとに1本おきに飛び飛びに照射し，同一歯に5秒以上光を照射しないことで，歯肉や歯の温度上昇を避けるようにする．図3-26にキセノンランプ照射器，Flipo，図3-27にApollo 95 E，図3-28にWAVE Light，図3-29にMEGALUXを示す．

IV．最近の評価

山口らの生活歯88症例に対する松風ハイライトによる処置の臨床報告では，「テトラサイクリンによる変色は，淡黄色または明褐色で縞模様の見られない1度，黄色～褐色で縞模様のない2度の症例までが処置可能とされ，重篤な症例には十分な漂白効果を得るのが難しい．これより着色が強く縞模様を伴う3度や4度の変色に対しては，ある程度の漂白効果は認められるが，効果は十分とはいえず，ほか

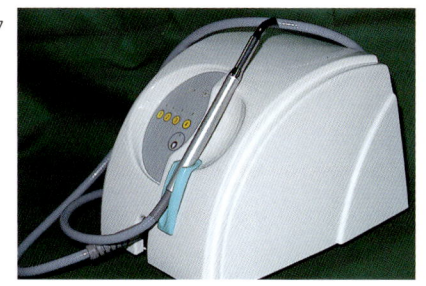

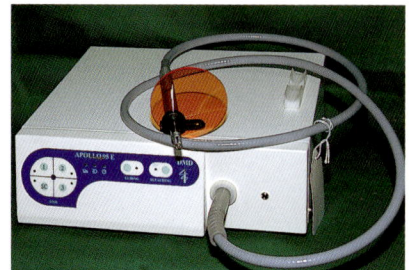

図 3-26　キセノンランプ照射器：Flipo.
図 3-27　キセノンランプ照射器：Apollo 95 E.

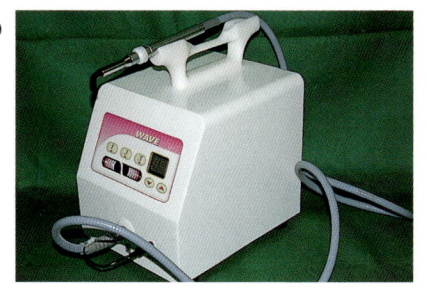

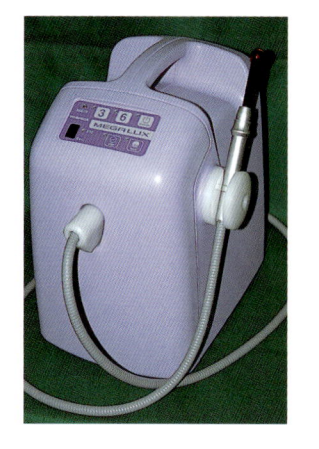

図 3-28　キセノンランプ照射器：WAVE Light.
図 3-29　キセノンランプ照射器：MEGALUX.

の漂白法の併用やポーセレン・ラミネートベニアなどの処置が必要になる」とされている．また「重篤な有髄変色歯を漂白する決定的な方法は存在せず，今後の課題である．また直後の漂白効果は大きいが，効果にはバラツキがあり，色の後戻り，チェアータイムの長さ，臨床術式の煩雑さが問題」とされている[4]．

歯の漂白を行う薬剤は，30〜35％濃度の過酸化水素水自体は，皮膚や粘膜に対する刺激は強いものの，毒性はない．過酸化水素水は，無色の液体で取り扱いには，術者はラテックス手袋を着用し，口腔粘膜や口唇そして目に薬剤が接触しないよう細心の注意が必要である．もし，皮膚や軟組織に触れた場合は，多量の水で希釈し，組織を腐食させなくすることも重要である．なお，松風ハイライトは主に有髄変色歯の漂白を目的として開発されたが，第4章に示すように無髄歯の漂白にも応用できる．

参考文献

1. 川本幸司ほか：過酸化水素水に光あるいはレーザー照射した際に発生するヒドロキシラジカルの発生量．歯科の色彩，8：31〜35，2002．
2. 瓜生　賢，新谷明幸：変色歯漂白システム（松風ハイライト）の歯肉に及ぼす影響について．日歯保存誌，春期学会抄録集，43（Spring），85，2000．
3. 辻本恭久，小塚昌宏，塩沢　督，鹿島みどり，川本幸司，三浦　浩，斉藤一央，松島　潔，山崎宗与，歯の漂白法に使用されるスーパーオキソールの効果．日歯保存誌，43（1），10〜15，2000．
4. 山口龍司，新海航一，加藤喜郎，下河辺宏功，川上　進，金子　潤，久光　久，東光照夫，松葉浩志，新谷英章，妹尾博文，古部英徳：松風ハイライトを用いた変色歯漂白法の臨床成績．日歯保存誌，40，204〜233，1997．

第4章

無髄歯の新しい漂白法

はじめに

本章では，従来は35％過酸化水素水と過ホウ酸ナトリウムを用い数週間の処置期間を要した無髄歯の漂白法（ウォーキングブリーチ法）に代わる，安全で効果的な漂白を短期間に行うための新しい方法を紹介する．この方法は，市販の有髄歯漂白剤を，無髄変色歯に応用するものである．

無髄変色歯の漂白症例の紹介，および抜去歯を用いた基礎的な色調変化の検討により，過酸化尿素ゲル光照射法，松風ハイライトの無髄歯への応用，さらに過酸化尿素ゲルのトレー法を，従来からのウォーキングブリーチ法と比べて，その漂白効果を比較する．

I．無髄歯変色の原因

臨床外来では，歯髄の変性や壊死，不適切な根管治療により生じた変色歯に遭遇する場合や，歯髄の何らかの病変を変色から知ることもある．1995〜2000年の6年間に新潟大学歯学部附属病院保存科変色歯外来を受診した383名を調べた福島の調査[1]では，変色歯の原因別分類は第2章図2-13に示したように，テトラサイクリン変色歯が62％，失活歯変色が20％，エナメル質形成不全による色調異常が8％となっている．

無髄歯の変色原因は，歯髄内で出血，赤血球の溶血による分解産物ヘモグロビン鉄がバクテリア由来の硫黄と結合し，黒褐色の硫黄・鉄の複合物を生ずるとするGrossman[2]の説が有力である．変色は，歯髄壊死や不完全な根管充填後の壊死性残渣，髄腔内の金属性充填物，歯内治療剤の残留などにより，その発生は1歯あるいは数歯に限局される．銀糊剤によっても歯は変色することもあるが，金属元素が原因の場合は漂白による色調改善は不可能である．

変色程度は黒褐色の重篤なものから，隣在歯よりやや黄色に変色している程度のものまで幅広い．薬剤による変色と異なり帯状の着色は見られないが，歯質の厚さにより変化で歯頸部付近が濃く着色，あるいは薬剤による変色と失活変色が併発している場合もある．

このような根管処置後の変色を防ぐためには，歯冠歯髄の取り残しに注意し，特に髄角部や歯冠部歯髄の近遠心部を十分確認し，確実な止血処置と血液の除去が大切である．根管拡大中も，根管内と歯髄腔の次亜塩素酸と過酸化水素水による交互洗浄を徹底し，象牙細管内に残留する血液を完全に取り除く必要がある．

また，歯髄腔内・根管内に貼薬する薬剤も，変色原因となる金属成分を含む亜砒酸，アンモニア銀や，金属を含まなくても，変色の可能性が疑われる薬剤はできる限り使用しない．

II. 漂白法の適用

　無髄変色歯は，大きな欠損を伴っていることも多く，形態や歯列不正をも改善しうる金属焼付ポーセレン・クラウンなどの補綴的な歯冠修復により審美性を回復するケースが多い．補綴的方法は，優れた歯科技工士の手によるリアルな歯冠形態や色調の再現が可能であり，高度の審美性回復を確実に達成できる．

　しかし，補綴的方法は歯質の多量削除，補綴物の破折，脱落などの可能性，歯肉の退縮による審美性の低下などの問題がある．補綴物の寿命も，歯科医師が期待するほど長くない[3]ことも事実であり，補綴は最終的な手段である．

　FDIにより提唱されたMIDの考えから，歯質をできる限り保存する必要性が歯科医療側からも患者側からも注目されている．今まではクラウンを被せるしかないと説明されていた無髄変色歯の処置において，漂白法が一般へ認知されることに伴い，まず漂白法の考慮が患者側からも要望されるようになってきている．

　このような観点から，唇側観に形態的問題がなく，舌側の根管孔のみ歯質が欠損するものの，歯質が多く残存し，強度的に問題のない無髄変色歯の症例には，歯の内部からの漂白は，歯質保存的にも経済的にもきわめて優れた方法である．

III. ウォーキングブリーチ法（従来法）

　無髄変色歯を漂白する方法には，歯の内部から漂白剤を作用させるウォーキングブリーチ法が広く行われている．

　ウォーキングブリーチ法は，1963年にNuttingとPoeが報告[4]したもので，緊密に根管充填された無髄変色歯に対し，30～35%の高濃度の過酸化水素水と過ホウ酸ナトリウム粉末を混和した漂白用ペーストを髄腔内に入れ仮封する．この処置を，1週1回の間隔で，変色の原因や程度によって異なるが，4～10回程度繰り返すことにより歯の内部から漂白する．ウォーキングブリーチ法は，無髄歯の漂白法として術式も簡便で漂白効果も高いとされ，1歯1

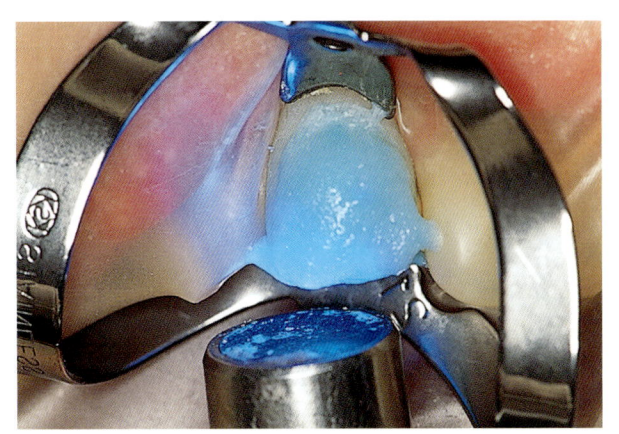

図4-1　無髄歯の変色に対し，松風ハイライトを唇側と髄腔内から適用し光照射する．35%過酸化水素を含むため無髄歯でも，ラバーダムにより歯冠部を口腔内から孤立させ，歯肉を保護する．

回40点で，健康保険にも取り入れられている．

　ウォーキングブリーチ法の利点は，術式が簡便で効果が高く経済的である．その反面，数週間に及ぶ処置期間，処置期間中あるいは処置後の歯冠破折の危険性，漂白後数年経過してからの歯根の外部吸収の可能性などが問題点とされている．

　歯根の外部吸収の問題は，根管充填剤を過剰に除去せず，漂白後に水酸化カルシウムを適用，残留する「・OHラジカル」（ヒドロキシラジカル）を分解するエタノールなどの適用により起きにくくなるという報告[5]がある．また，35%過酸化水素水を使用せずに，蒸留水と過ホウ酸ナトリウム粉末を練和した漂白剤を使用するマイルドなウォーキングブリーチ法もある[6]．

IV. 無髄変色歯の新しい漂白法

　ここ数年で，オフィスブリーチ剤やホームブリーチ剤が普及したことに伴い，これらの漂白剤を変色歯の外側（唇側・頰側エナメル質）と内側（髄腔内象牙質）の両側から，歯質をはさみ込むように作用させ，キセノン照射器あるいはレーザーを照射することで，効率的に無髄変色歯漂白を行う方法が紹介されている．

表 4-1　患者(19歳・女性)の上顎左側中切歯の変色(無髄歯)に，過酸化尿素光照射漂白法(HM法)を適用した手順と治療経過

年月日	受診回数	処　置
2002.6.4	初診日	上顎左側中切歯のデンタルを撮影し，根管充填の状態を確認．術前の口腔内写真撮影(図4-2)
		充填されているレジンを除去．ラバーダムは使用せず，ロールワッテによる口唇の排除を行う
		通常のウォーキングブリーチ法と同様の髄腔内の開拡
		10％過酸化尿素ゲル(NITEホワイト・エクセル)を唇側に 0.5～1.0 mm塗布．髄腔内にはシリンジで注入．キセノン照射器PACによる光照射を5秒間ずつ12回，合計60秒光照射
		通常のウォーキングブリーチ法を実施し，口腔内写真撮影(図4-3)
2002.6.17	受診2回目	仮封材を除去し，前回と同様に10％過酸化尿素ゲル(NITEホワイト・エクセル)を唇側に 0.5～1.0 mm塗布．髄腔内にはシリンジで注入．キセノン照射器PACによる光照射を5秒間ずつ12回，合計60秒光照射
		通常のウォーキングブリーチ法を実施
2002.7.2	受診3回目	前回と同様
2002.7.19	受診4回目	前回と同様
2002.8.6	受診5回目	前回と同様
2002.9.4	受診6回目	仮封材を除去．前回と同様に10％過酸化尿素ゲル(NITEホワイト・エクセル)を唇側に 0.5～1.0 mm塗布．髄腔内にはシリンジで注入．キセノン照射器PACによる光照射を5秒間ずつ12回，合計60秒光照射
		水酸化カルシウムと生理的食塩水のペーストを貼薬，仮封．術後の口腔内写真撮影(図4-4)

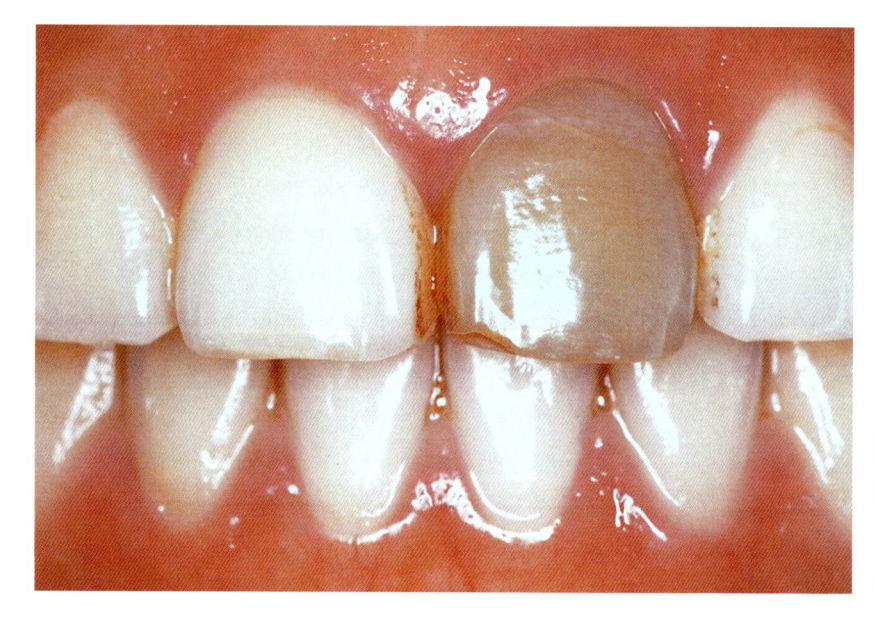

図4-2　術前．患者は19歳の女性．上顎左側中切歯の変色を主訴に来院．濃い茶褐色のまだら状の変色が認められる．レントゲンにより根管充填状態，打診，自発痛を診査したところ，色調以外の問題は認められなかった．

1. オフィスブリーチ剤に光照射する漂白法

　この方法は，35％過酸化水素水を含む松風ハイライトを無髄変色歯の髄腔内に注入，唇側に塗布し，光照射する方法(図4-1)である．

　松風ハイライトの無髄変色歯への応用としても取扱説明書に記載されている．この方法の注意点は，松風ハイライトを封入したまま仮封を行ってはならないことである．

2. ホームブリーチ剤と光照射による漂白法

　この方法は，10％過酸化尿素ゲル(CP：Carbamide Peroxide)を無髄歯の唇側と髄腔内に注入し，これに光照射する方法で発案者の名前から「久光方式あるいはHM法」と呼んでいる[7,8]．HM法の特徴は漂白当日に，重篤な無髄変色歯の色調が改善され，これにウォーキングブリーチ法を組み合わせることで審美性を短期間のうちに向上させる点にある．

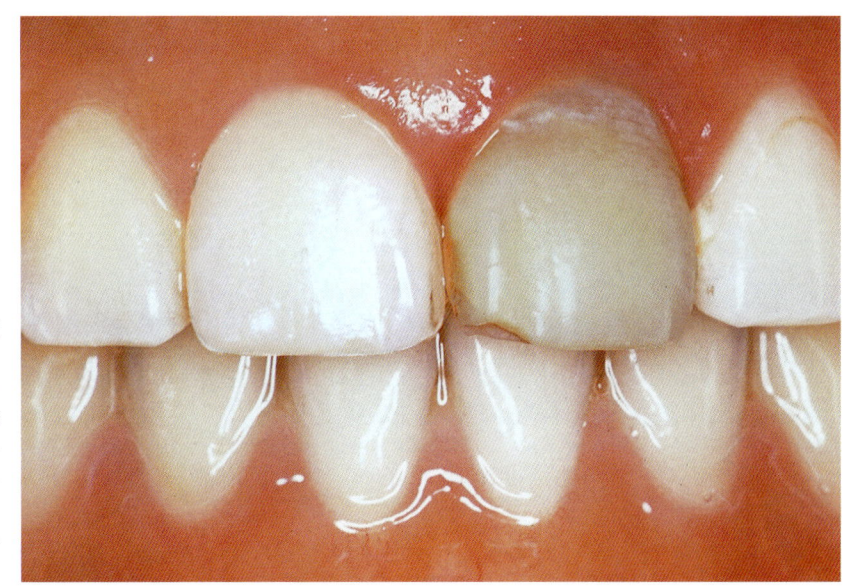

図4-3 漂白第1日目．漂白直後に明度は向上し，濃褐色から淡褐色に変化した．処置は，レジン充填を除去後，髄腔内をウォーキングブリーチに準じて開拡．唇側と髄腔内に，NITEホワイト・エクセルを適用し，5秒間ずつ合計60秒間キセノン照射器PACにより光照射した．照射後は，通常のウォーキングブリーチ処置を施して帰宅．

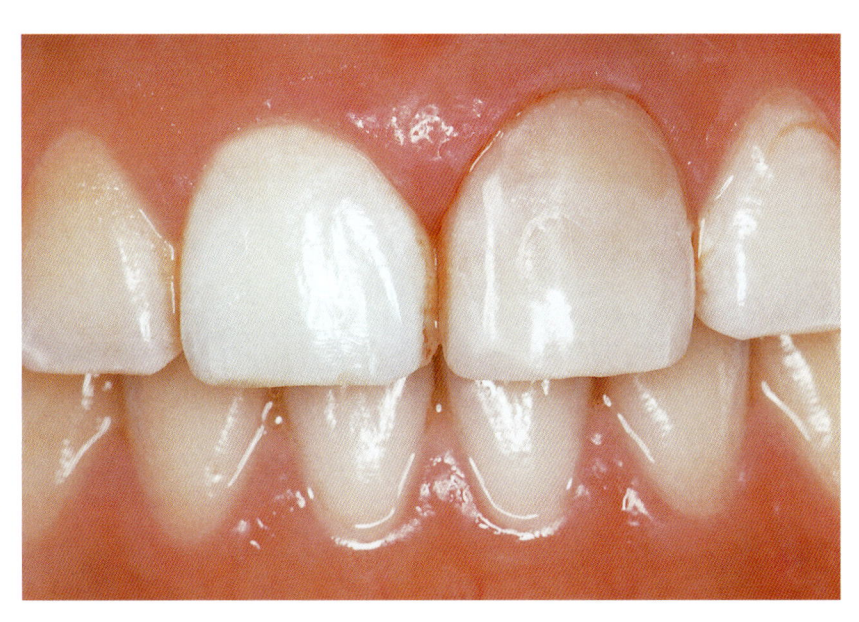

図4-4 6回の漂白を終了した後の状態．術前に比べ審美性の向上が認められる．次回にコンポジットレジン修復を行い，処置を終了した．

表4-1に示す手順で漂白処置を行った図4-2の症例は，上顎左側中切歯の変色を主訴として本院を受診した19歳，女性のものである．髄腔の開拡と根管充填剤の除去はウォーキングブリーチ法に準じるが，異なる点は診療室で10％過酸化尿素ゲル（NITEホワイト・エクセル）を適用し，これにキセノン照射器PAC（Plasma Arc Curing unit/ADT社製：American Dental Technology社）による光照射を行うことである．この処置により，無髄変色歯の色調は当日のうちに改善する．その後，35％過酸化水素と過ホウ酸ナトリウムによる通常のウォーキングブリーチペーストを髄腔内に封入し，仮封する．10％過酸化尿素ゲルを適用し，キセノン照射器PACによる光照射を60秒間行うだけで，同日中に図4-2から図4-3のように明度の向上と黄色みの減少が見られた．その後，色調を観察しながら同様の方法を繰り返し，最後に通法に従って，水酸化カルシウムを貼薬し，最終的にはコンポジットレジンで修復を完了する（図4-4）．

3．ホームブリーチ剤とカスタムトレーを用いる失活変色歯の漂白法

この方法は，ホームブリーチ用の10％過酸化尿素ゲルを，開放されている髄腔内に注入する．そし

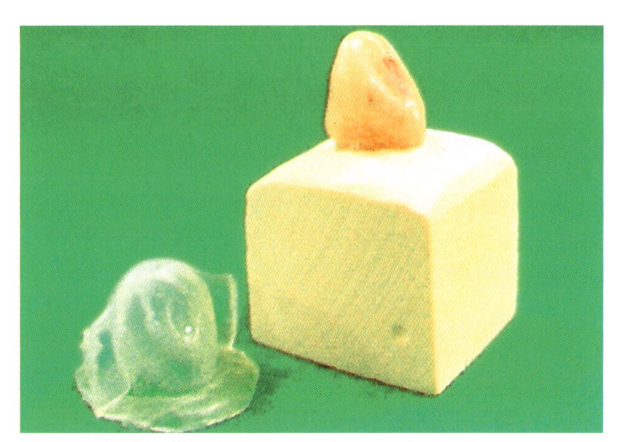

図4-5 漂白に用いたトレー．ホームブリーチトレー用の1mm厚のEVAシートを加熱・吸引圧接し製作．4日間漂白を行ったが，臨床に準じて，1日8時間はトレーによる漂白，そのほかの16時間は髄腔開孔部を綿栓で封鎖した．

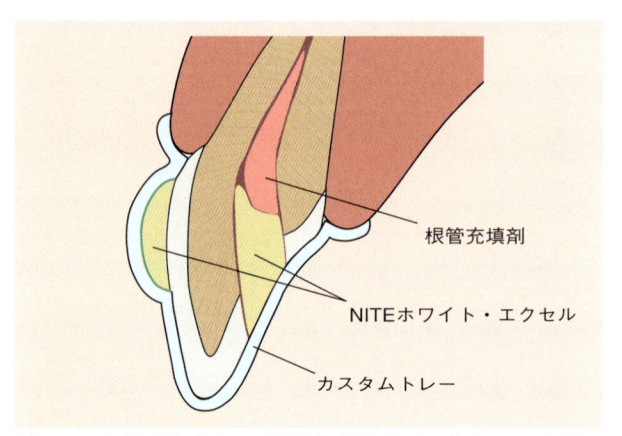

図4-6 無髄変色歯を10％過酸化尿素ゲルとトレーを用いて漂白する方法の断面図．唇側にはレザボアを設置している．

表4-2 無髄歯(抜去歯)のグループA～Cに対して行った漂白の手順

	直後	～	1週後	～	2週後	～	3週後	～	4週後	5週後
A(WB)グループ	★	WB	★	WB	★	WB	★	Ca(OH)₂	★	★
B(HM)グループ	★ ○ ★	WB	★ ○ ★	WB	★ ○ ★	WB	★ ○ ★	Ca(OH)₂	★	★
C(HL)グループ	★ ◎ ★	WB	★ ◎ ★	WB	★ ◎ ★	WB	★ ◎ ★	Ca(OH)₂	★	★

★＝松風 Shade Eye NCC で測色，○＝10％過酸化尿素ゲル(NITEホワイト・エクセル)と光照射，◎＝松風ハイライトと光照射，WB＝ウォーキングブリーチ．

表4-3 無髄歯(抜去歯)のグループD(HW)に対して行った漂白の手順

	直後	～8H	1日後	～8H	2日後	～8H	3日後	～8H	4日後
D(HW)グループ	★	○	★	○	★	○	★	○	★

★＝松風 Shade Eye NCC を用いて測色，○＝10％過酸化尿素ゲル(NITEホワイト・エクセル)による漂白，～8H＝NITEホワイト・エクセルを1日8時間継続して適用．

て，その上からレザボア付きのカスタムトレーを装着し，無髄歯を漂白する(図4-5，6)．報告では，無髄歯の色調は数時間単位で変化したとされる[9]．この方法は，アメリカでは無髄変色歯の漂白法として臨床に急速に取り入れられている．

しかし，開放した髄腔内に患者自身が薬剤を注入し，その上からトレーを装着，これを夜間8時間行う点に加え，昼間は髄腔開孔部に患者自身が綿栓を入れる方法は，日本では，現実的には許容されにくい．また漂白効果の発現が早く過剰漂白になる可能性も指摘されている反面，さらに迅速な効果を発現する過酸化水素を含むホームブリーチ剤の登場により，この方法を診療室で行うなら，管理された状態で短時間に漂白できる可能性もある．

V．新しい無髄歯漂白法の基礎的検討

1．材料と手順

表面の汚れを除去したヒト抜去前歯20本の歯髄を除去し，通法に従い緊密に根管充填した．これをA～Dの4グループ5本ずつに分類し，松風 Shade Eye NCC により術前の色調を測定した．表4-2，3に示す手順で抜去根充歯A～Dの4グループに対して以下のような4種の漂白処置を行った．

グループA(WB)は35％過酸化水素水と過ホウ酸

表4-4 3種類の漂白法を試みた無髄歯(抜去歯)のグループA～C間で算出した色差Δ　　N=5

	直後	4日後	1週間後	2週間後	3週間後	4週間後
A(WB)グループ	—	4.8	3.6	6.2	4.2	3.6
B(HM)グループ	2.6	5.3	5.6	5.2	7.7	7.7
C(HL)グループ	3.2	4.1	2.8	4.2	3.9	4.9

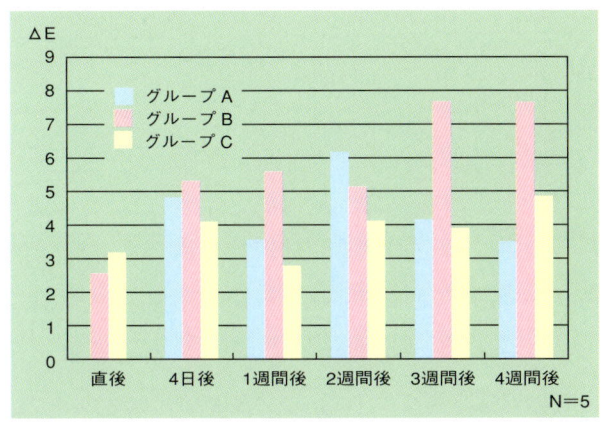

図4-7　無髄歯(抜去歯)グループA～Cの色差ΔEの変化. 術直後では, グループB(HM)とC(HL)は色差ΔEが2.6～3.2程度であるが, 3週後には, グループB(HM)が7.7, グループC(HL)はA(WB)と同程度の3.9となった.

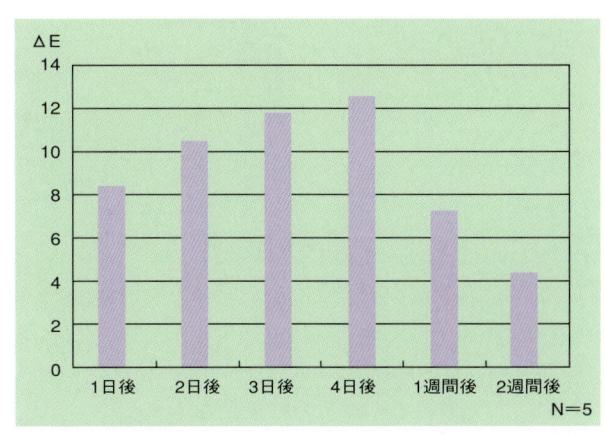

図4-8　無髄歯(抜去歯)グループD(HW)の色差ΔEの変化. 1日後でも色差ΔEは8を超え, 著明な明度変化がある. 漂白を続けると色差は大きくなり4日後で12を超えた. しかし1週後, 2週後には色差ΔEは大きく減少した. 綿栓により髄腔封鎖し, 37℃生食水中に浸漬保管した影響があるのかもしれない.

ナトリウムを貼薬し, その後ウォーキングブリーチ法により漂白を3回行い, これをコントロールとした.

グループB(HM)は10%過酸化尿素ゲル(NITEホワイト・エクセル)を唇側エナメル質と髄腔内に入れ, これに60秒間キセノン照射器PACで光照射し, その後ウォーキングブリーチを行う操作を3回繰り返した.

グループC(HL)は, 35%過酸化水素を含む松風ハイライトを唇側エナメル質と髄腔内に入れ, これに60秒間キセノン照射器PACで光照射し, その後ウォーキングブリーチを行う操作を3回繰り返した.

グループD(HW)は, 10%過酸化尿素ゲル(NITEホワイト・エクセル)を髄腔内と唇側に適用できるトレー内に入れ, 1日8時間の適用を4日間繰り返した. 漂白期間中, 試片は高湿度の37℃恒温槽内に保管した.

漂白終了後に各試片の色調を測定し, 術前との色差ΔEを算出することで漂白効果を判定した.

2. 漂白効果の比較

漂白による色調変化は, 35%過酸化水素水と過ホウ酸ナトリウムによるウォーキングブリーチ法のみのグループA(WB)では, 術前と4週後の色差ΔEの平均値が3.4となった. いっぽう, 10%過酸化尿素ゲルを用い, キセノン照射器PACでの光照射にウォーキングブリーチ法を併用したグループB(HM)では, 色差ΔEが7.7となった. さらに35%過酸化水素水を含む松風ハイライトとウォーキングブリーチ法を併用したグループC(HL)では, 色差ΔEが4.9となった(表4-4, 図4-7, 8).

筆者らの臨床では, 過酸化尿素ゲル光照射法(HM法)により処置当日に無髄変色歯の明度が向上することを経験しているが, 抜去歯を用いた過酸化尿素ゲル光照射漂白法によっても同様の高い漂白効果が認められた. また, ウォーキングブリーチ法(WB)と過酸化尿素ゲル光照射法(HM法)の相乗効果も認められる.

10%過酸化尿素をトレーに入れて漂白したグループD(HW)では4日後に, 色差ΔEは12.6と非常に

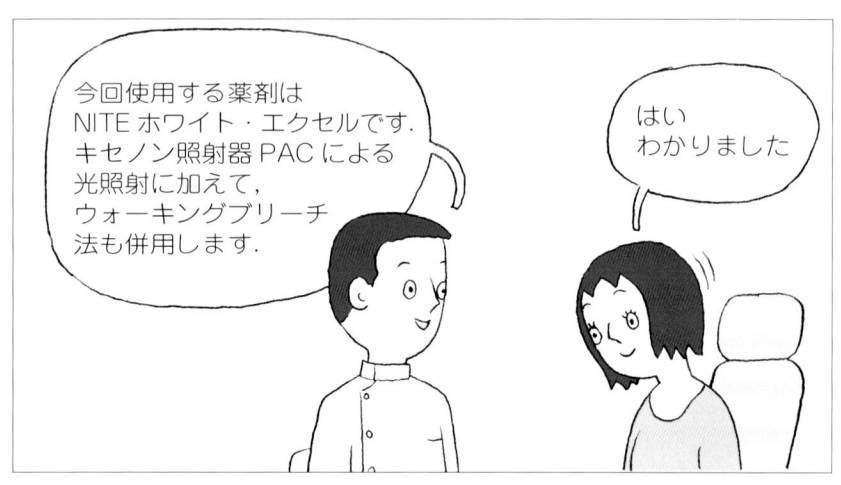

図4-9 漂白方法を事前にきちんと説明することが重要である

高い値を示したが，2週後には色差ΔEは4.4へと下がり色の後戻りも大きい結果となった．

VI．新しい無髄変色歯漂白法の考察

10％過酸化尿素とキセノン照射器PACによる光照射，それに加えてウォーキングブリーチ法を組み合わせる方法は，ウォーキングブリーチ法のみの処置回数の多さ，安全性と脆弱性の問題を減少でき，無髄歯漂白法の有効な方法であると考えられる．

10％過酸化尿素にキセノン照射器PACによる光照射を行うことが，漂白作用を加速させるという機序作用については現在のところ明らかではない．

しかし，10％過酸化尿素に含まれる約6％程度の尿素は，粘稠度の調節，pH調整に有効とされている．この尿素が象牙質のタンパク質へ作用することや，光照射による温度の上昇，過酸化水素の分解促進などが漂白を加速した原因と考えられるが，目下検討中である．

なお本症例では，インフォームド・コンセントとして，使用する薬剤（10％過酸化尿素ゲル）の種類（厚生労働省が認可したNITEホワイト・エクセル）とウォーキングブリーチ法を併用する方法を十分に説明し，患者の同意を得てから行った（図4-9）．

10％過酸化尿素とトレーを用い迅速に無髄変色歯を漂白する方法は，短時間に高い漂白効果を示した．しかし臨床応用するには，髄腔を開放したまま患者自身が行うには困難を伴う綿栓交換，漂白用ゲルを注入するなどの解決すべき問題点がある．また今回の抜去歯での検討では色の後戻りが早かった点にも留意が必要である．

しかし，この方法は漂白効果が非常に高いことから，より少ない髄腔内歯質削除でも効果的に，また安全に無髄変色歯の漂白が可能な方法でもある．

今後は，これらの各種方法の薬剤の種類，回数，適用法などの術式の検討，さらに残存歯質の厚さと漂白効果の相関関係の検討も必要であると考えている．

失活歯が変色してしまうことは，歯科臨床を行うに際し不可避的な面もあるが，保存可能な健全歯質が十分に残存している症例に対しては，漂白法の適用を検討し，より短時間で効果が高く，歯質の削除量の少ない方法を試みる必要があると考えられる．

参考文献

1. 福島正義：漂白 4. 変色歯外来からみえてくるもの．デンタルダイヤモンド増刊号，86～93，東京，2000．
2. Grossman, L. I.: Endodontic Practice. 7th ed, 436～444, Lea and Febinger, Philadelphia, 1970.
3. 森田　学：歯科修復物の使用年数に関する疫学調査．口腔衛生学雑誌，45，788～793，1995．
4. Nutting, E. B., Poe, G. S.: A new combination for bleaching teeth. J South Calif St Dent Assoc,(31), 289～291, 1963.
5. 矢崎欽也，川口　充：口腔組織における活性酸素とフリーラジカルの役割．歯科学報，98(10)，1998．

6. Hara, T. A., Andre, L., Pimenta, F. : Nonvital tooth bleaching : A 2-year case report. Quintessence Int, 30(11), 748〜754, 1999.
7. 東光照夫，久光 久：無髄変色歯の新しい漂白法(新技法の紹介告)-過酸化尿素ゲルへの光照射と Walking Bleach 法の併用-. J Cosmetic Whitening Vol 1, 18〜23, 2003.
8. 遠藤丈彰，東光照夫，久米 久：無髄変色歯の新しい漂白法-抜去歯を用いた基礎的な研究-. 歯科漂白，2(1), 24〜26, 2004.
9. Liebenberg ,W.H. : Intracoronal lightening of discolored pulpless teeth, A modified walking bleach technique, Quintessence Int, 28, 771〜777, 1997.

第5章

カスタムトレーの製作

はじめに

本章ではホームブリーチに用いるカスタムトレーの製作手順ならびに製作上の注意点について述べる．特にマージンの仕上げ方法，レザボアの設置，歯列不正がある場合の製作法にも言及し，さらに色調記録の重要性と患者への説明についても述べる．

I．製作順序

ホームブリーチを行うにはカスタムトレーと漂白剤が必要である．カスタムトレーの製作過程は，臨床外来，歯科技工室，再び外来と3つに分けることができる．

製作は，臨床外来で歯列印象を採得することから始まり，印象に石膏を注入して作製した模型上でカスタムトレーを製作する．再び外来で患者の口腔内に試適し，修正を加えて仕上げる順で行う．

表5-1　現在市販されている加熱吸引式成形器

名称	発売元
ウルトラフォーマー	ヨシダ
NITEホワイトフォーマー	デニックス
バキュームアダプターI型	山八歯材工業
エルゴプレス ES2002	日機装
エルゴプレス ES-200E	日機装
エルゴフォーム RVE	日機装
ドゥルフォーマット	リンカイ
ミニスター	モリタ

II．使用器材

カスタムトレー製作用器材で特別なものは，加熱吸引式成形器である．カスタムトレー製作以外にも，ナイトガードやスポーツマウスガード，3DS用のトレー製作に用いることのできる加熱吸引式成形器を表5-1に示す．

そのほか，レザボア作成用のブロックアウトレジン（スペーサーレジン）（図5-1・光重合型レジン），厚さ1.0 mm，縦横12.5 cmの正方形のカスタムトレー用EVAシート（図5-2），マージンを記入するための鉛筆，細い油性ペン，シートからトレーを切り出すための金冠ハサミ（直・曲），NTカッター（先細），ヒートカッター，超音波カッター（図5-3／中西製），彫刻刀，エバンス，マージン仕上げ用のコメットカーバイドバー（図5-4），ダブルカーブハサミ（図5-5），ペーパーコーン，ブラシコーン，リスコディスク（図5-6），ミニトーチ（図5-7）などがある．

III．外来，術前処置と印象採得

1．清掃と歯肉のチェック

歯列印象の前に，歯石，プラークなどが歯面や歯間隣接に付着してないことを確認する．また歯頸部の適合性はトレー製作の際における最重要事項であるために歯間部の異物と歯間乳頭のチェックは重要である．

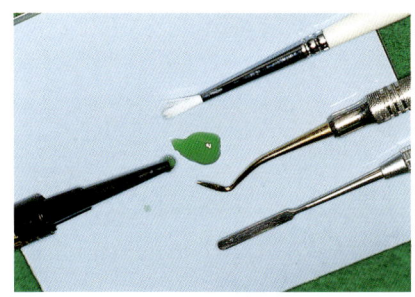

図5-1 ブロックアウトレジン(光重合型レジン). 筆や隣接面充填器などで盛り上げる.

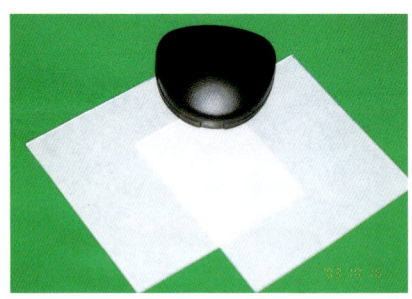

図5-2 EVAシート. 厚さ1.0 mm, 縦横12.5 cmの正方形, やや弾力性のある半透明のシート.

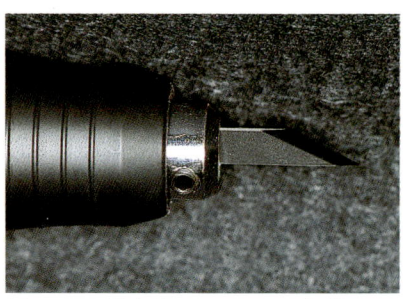

図5-3 超音波カッターの先端. 3.8 MHzで刃先が振動して, 軟性樹脂でも容易に曲線状に切断できる.

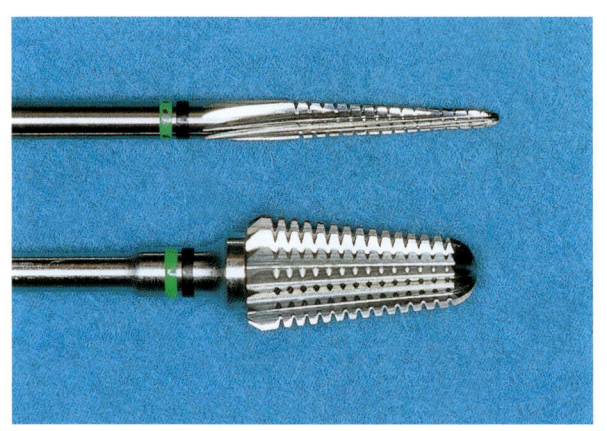

図5-4 軟性樹脂用コメットカーバイドバー. マージン形態を修正する.

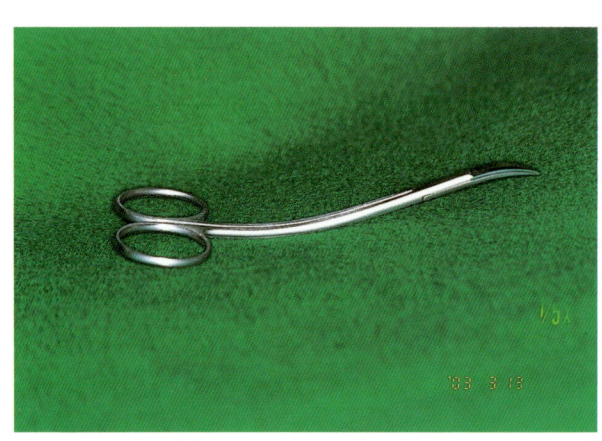

図5-5 シグモイドシェープトシザース(ダブルカーブハサミ). 細部の切出しに使用する.

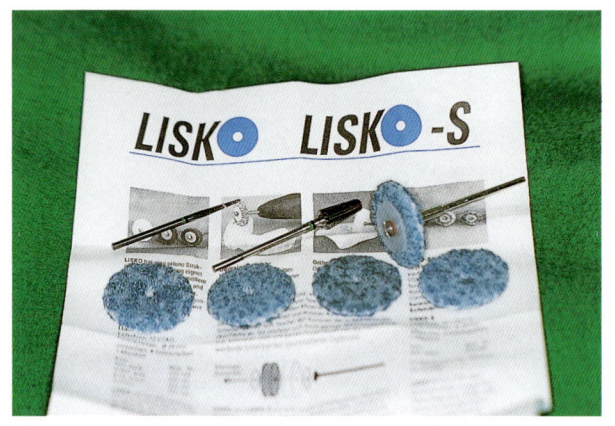

図5-6 リスコマージン仕上げ用ディスク(LISKO-S). マージンを仕上る.

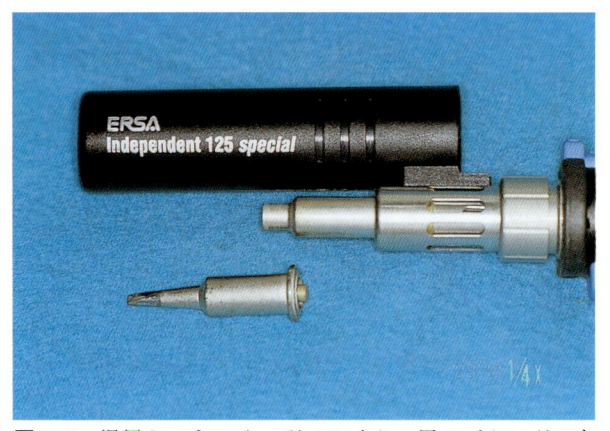

図5-7 温風ミニトーチ. ガスライター用のブタンガスを注入し熱源とする.

基本的にはPMTCと同様であるが, 歯間隣接面の汚れの除去には, エバチップによる隣接面研磨や, クイックジェットやオサダポラリスなどで炭酸水素ナトリウム粉末を高圧で吹き付けし, 入り組んだ部分や細部の汚れを除去する.

歯肉状態を確認し, 発赤や歯間乳頭の腫れがある場合には, それらを改善してから漂白処置を開始する. ホームブリーチ剤が, 炎症や傷のある歯肉に影響を及ぼし疼痛を引き起こす可能性がある.

2. 色調記録

次第に色調が変化する歯の漂白法では, 術前色調やその状態の記録は実際の漂白処置と同程度に重要である. 口腔内の色調の記録法には, シェードガイ

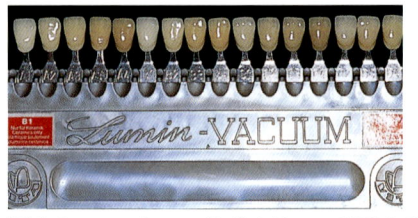

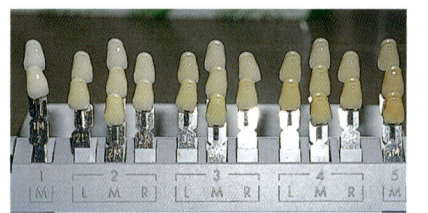

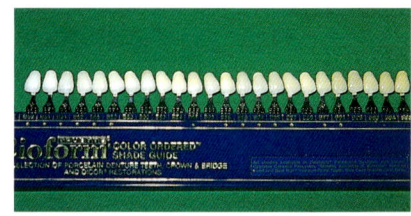

図 5-8a〜c　シェードガイド．a：VITA Classical Shade，b：VITAPAN 3D-Master，c： Trubyte Bioform．

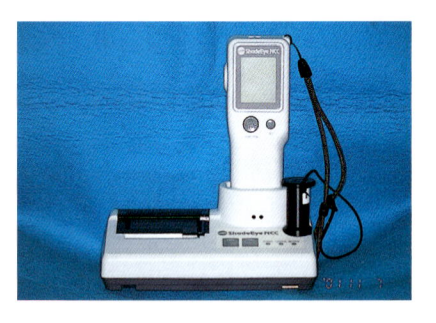

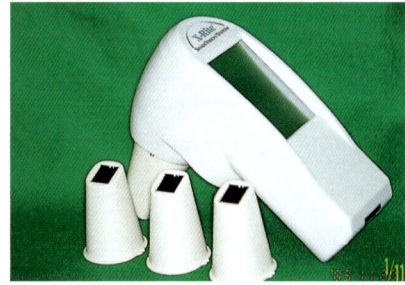

図 5-9　口腔内の測色に用いる松風 Shade Eye NCC．キャリブレーションが重要．

図 5-10　Shade Vision System（X-Rite 社）．パソコンと接続し使用する．

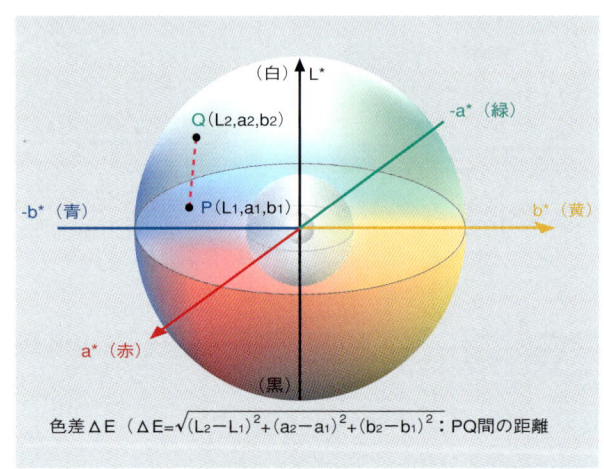

図 5-11　CIE Lab 表色系と色差 ΔE．等しいと知覚される色の差が，Lab 空間内でほぼ対応する等感覚色空間，微妙な色の差を検出できる CIE Lab 表色系は，等しいと知覚される色の差が，Lab 空間内でもほぼ対応するとされる等感覚色空間で，微妙な色の差を検出するのに有効である．

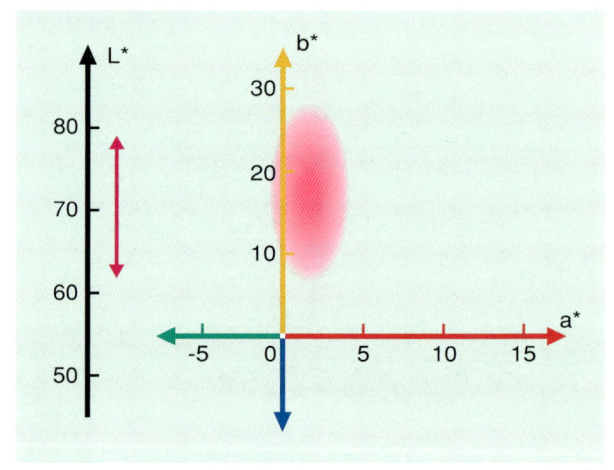

図 5-12　CIE Lab 表色系で表示した日本人上顎中切歯の標準歯冠色（参考文献 1 より引用・改変）．

ド，口腔内で歯の色調を測定できる歯科用色彩計，口腔内写真の撮影が現実的な方法である．

a．視感比色

シェードガイドは，通常使い慣れたもので良い．図 5-8a〜c に VITA Classical Shade，VITAPAN 3D-Master，Trubyte Bioform を示す．視感比色をする際には，窓際のユニットでは，快晴の日や雨の日，昼間と夜間など光の量と質の影響が大きいことに注意する．

シェードガイド色調から大きく外れる場合や歯頸部の濃い着色など，部位により色調が異なる場合は，スケッチして部位ごとの色調や縞を記録することは，技工指示書と同様である．さらに患者に手鏡を持ってもらい，シェードガイドの色調を術者とともに確認し記録する．これは患者に自分の歯の色を認識してもらう意味もある．

表5-2 色差ΔEと感覚表現の対応(NBS)

色差ΔE	感覚的表現
0.0〜0.2	差が認められない
0.2〜0.5	差がきわめてわずかに認められる
0.5〜1.5	差がわずかに認められる
1.5〜3.0	差がかなり認められる
3.0〜6.0	差が著しい
6.0〜12.0	差がきわめて著しい
12.0以上	まったく異なった種類の色とされる

NBS : Natural Bureau of Standard

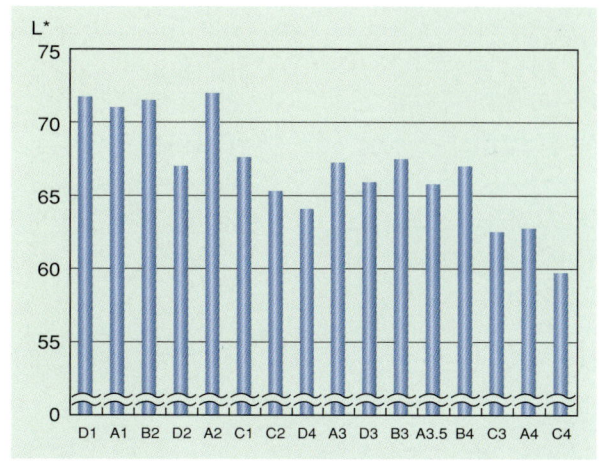

図5-13 VITA Classicalを明度順に並べ，明度L^*値を測色器(松風 Shade Eye NCC)で測定したグラフ．

b．口腔内写真撮影

口腔内写真は，一目で状態を把握できる点で非常に有効であり，帯状の着色があるなどの部分的な色調の違いも記録できる．また術前と比較できるように，同一倍率かつ同一方向からの撮影を行う．

デジタルカメラは導入コストが高くパソコンやプリンタなどの周辺機器が必要で，適切な設定を見つけ出すまで使いこなしが難しい，機器のライフサイクルが短すぎて数年で陳腐化するなどの欠点を有するものの，フィルムコストや時間の節約が大きなメリットであり，今後は画像のデータ化も当然のこととなるだろう．

デジタルカメラでは，漂白処置のように歯の微妙な色調変化を記録するためには相応の慣れと技術が必要である．コンピュータ上のデジタル画像は，画像処理により柔軟に色調や形態の修正と補正が行いやすいことにも注意が必要である．

c．口腔内色彩計

図5-9に松風 Shade Eye NCCを示す．測色器は単に漂白処置の色調記録に用いるだけではなく，補綴物を製作する際の歯科技工室(所)とのカラーコミュニケーションツールでもある．

図5-10は，X-Rite社のShade Vision Systemで，USBケーブルでパソコンと接続，色調測定し搭載ソフトにて，シェード番号が表示されるシステムである．Shade Vision Systemは，歯の色調を測定する際の反射(グレア)をキャンセルできるように設計されている．しかし，現在のソフトではCIE Lab数値は表示できず，キャリブレーション(ホワイトバランスを取ること)や測色時にもパソコンとの接続が必要である．臨床現場では取り回しの不便さがあり，その利用手段は歯科技工室(所)との色調情報の伝達の範囲に留まっている．

測色器を使用する場合は，キャリブレーションを忘れないようにすることが肝要である．色調は，国際照明委員会が定めたCIE Lab表色系(図5-11)を用いると，微妙な色の違いを，色差ΔEで数値化できる．$L^*a^*b^*$値は，大きくなる(正の方向)と，肉眼的にはL^*値では明度が上がり，a^*値は赤みが増え，b^*値は黄色みが増す．

図5-12は標準的な色調と思われる上顎中切歯の$L^*a^*b^*$値の幅を片山[1]らが測定したものである．明度L^*は68程度，赤さa^*値は3前後，黄色みb^*値は18前後が標準的な値とされる．表5-2に，色差ΔEと感覚表現の関連を示す．色差ΔEが2〜3で，色の差を感じることができる．

VITA Classical Shadeは4系列16種の色調を持ち，経験的に決められた色は，多くの歯科医師が慣れ親しんだものである．しかし，VITA Classical Shadeに添付されている書面の明度順に並べて松風 Shade Eye NCCでL^*値を測定すると，図5-13のように，シェード間の差が均一でなく，さらに一部の明度が入れ替わった結果を示した．

いっぽう，色彩学的な立場から色の設計が行われ

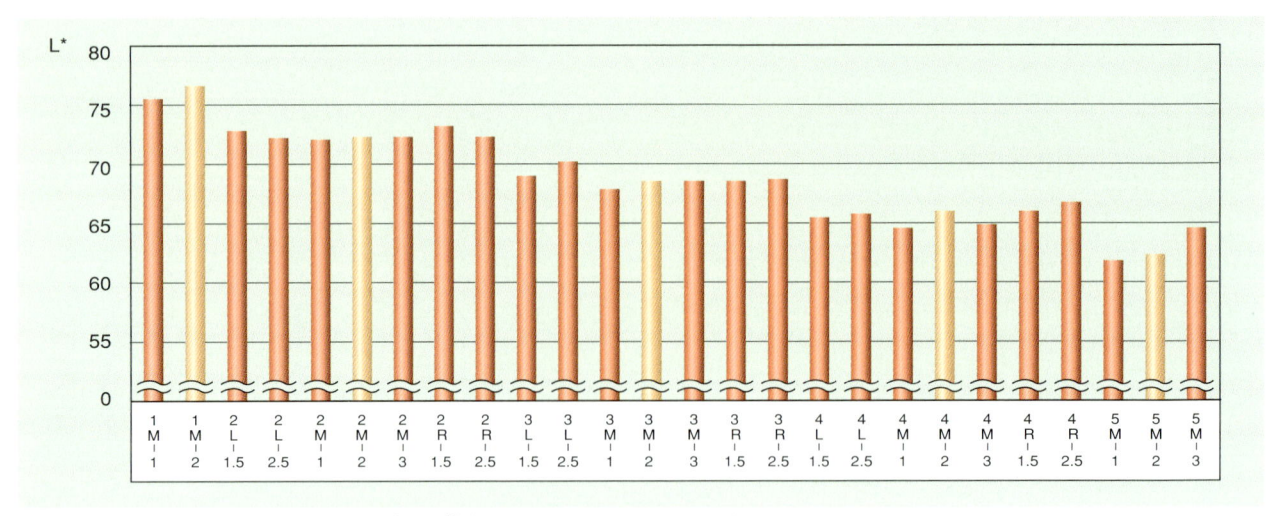

図5-14 VITAPAN 3D-Masterの明度L*値(松風Shade Eye NCCで測定).

表5-3 VITAのA3と3D-Masterの3M-2のLab値と色差ΔE

	Classical A3	3-D Master 3M-2
L^*	67.1	68.6
a^*	−0.3	−1.76
b^*	13.3	12.8

色差ΔE：2.14

た5グループ，26種の色調を持つVITAPAN 3D-Masterでは，図5-14に示すとおり1M-2，2M-2，3M-2，4M-2，5M-2はほぼ直線的な明度勾配を持っている．VITA Classical ShadeのA3とVITAPAN 3D-Masterの3M-2は同一色調とされるが，測色するとLab値は表5-3のようになり，色差ΔEは2.14でやや色調に差を感じるという結果になった．

漂白効果を数値化するために，VITA Classical Shadeを明度順に並べ，変化のステップ値(SGU)により漂白程度を判定する場合は，以上の点を考慮し，ステップ値の差の値(SGU：Shade Guide Unit)のみではなく前後のシェード番号も記述する必要がある．

3．アルジネート印象

スタディーモデル製作の要領で全顎アルジネート印象を採得する．カスタムトレーの精度を高めるため口腔前庭部，歯間乳頭部，最後臼歯の遠心面なども正確に採得する．矯正装置が装着された症例では，カスタムトレー製作は不可能である．

臼歯部にブリッジが装着されている場合のポンティックのアンダーカット部は，ユーティリティーワックスなどでブロックアウトし，トレーマージンは歯肉を広く覆うように設定する．あまりにも著しい歯列不正がある場合はカスタムトレーを製作できない．しかし，EVAシートの弾力性に助けられかなりのアンダーカット部にもカスタムトレーが入ることを臨床では経験する．

製作時には歯肉に負担をかけないことと，歯への矯正力を与えないような配慮が必要である．

筆者らの経験では上顎トレーは，マージン部の適合が不完全であっても不具合は出にくいが，下顎用のトレーの製作にあたっては，特にマージン部の適合に細心の配慮が必要であると考えられる．

IV．技工操作

1．石膏注入

トリミングの手間を省くために，上顎の場合は，硬口蓋や口腔前庭にまで石膏を厚く盛らない．吸引した際に，EVAシートがテント状に引っ張られ適合が悪くなることを避けるためである．

アルジネート印象に石膏を注入する際には，基底部や硬口蓋部に石膏を盛りすぎない．歯頸部や歯間隣接面に，気泡などを入れないようにする．

石膏は，普通石膏では硬度が不十分なため，硬石膏を用いる．超硬石膏は通気性が不良のためカスタ

第5章 カスタムトレーの製作

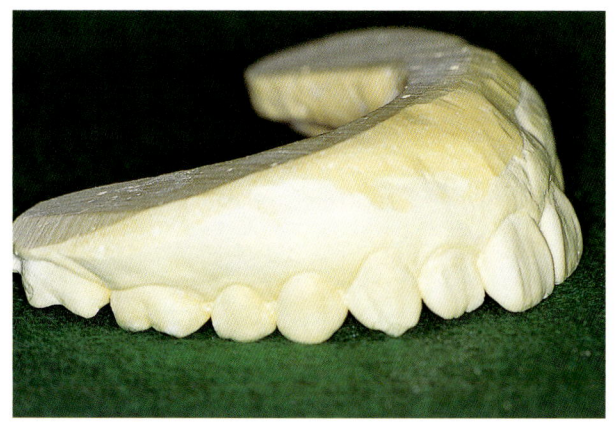

図5-15 上顎トリミング後の石膏模型.

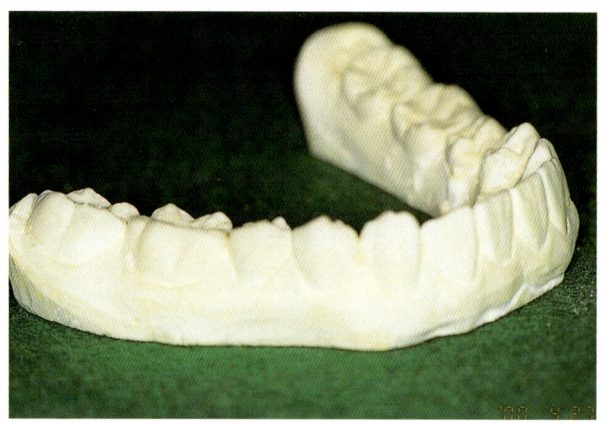

図5-16 下顎トリミング後の石膏模型.

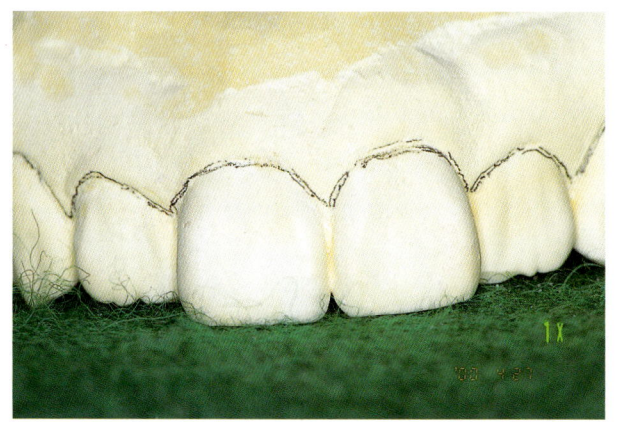

図5-17 歯肉と歯面の境目を鉛筆で記入する.

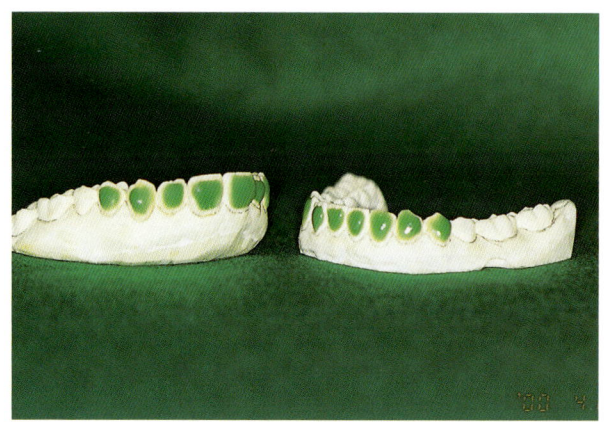

図5-18 スペーサーの設置.

ムトレーの製作には適さない．下顎の場合にも，舌側や口腔前庭にまで石膏を厚く盛らない．

2. 気泡除去・模型のトリミング

模型の咬合面，歯間部，歯頸部に気泡がないかをチェックする．口蓋部，唇側部，頬側部や臼歯の遠心部も咬合面から見て歯列弓ぎりぎりまで石膏を取り除く．図5-15は上顎模型トリミング後，図5-16は下顎模型トリミング後の状態である．歯頸部の適合を良くするために前歯の歯軸と基底面がなるべく垂直になるようにする．

歯頸部と歯間部の細部に存在する気泡など模型の不明瞭な部分を取り除く．余剰部分を取り除くと，図5-15，16のように模型は歯列に沿ったU字型で前歯部がやや高くなった形状になる．ポイントは，軟化圧接時に前庭部や口蓋，舌部にシートが引っ張られて適合性が低下しないようにすることである．

3. 歯頸部の位置とレザボア(Reservoir)外形線の記入

図5-17のように，被漂白歯の歯頸部の位置を明確にするためのライン，レザボアの外形線の記入，補綴物など漂白の必要のない歯のマーキングに鉛筆を使用する．

4. スペーサーレジンの築盛

被漂白歯の唇側にレザボア設置用のスペーサー（光重合型レジン）を0.5～1.0mm程度の厚さに塗布するが，この際，隣接歯面部は隣在歯と連結しないように塗布する．その後，光照射して重合させる．

歯肉側には歯頸部ぎりぎりの位置までスペーサーを設ける（図5-18）．歯面から盛り上がったスペーサーレジンの体積がその歯に作用する漂白剤の総量になる．ブロックアウトレジンの代りに，常温重合MMAレジン（ユニファーストIIなど）を用いても問

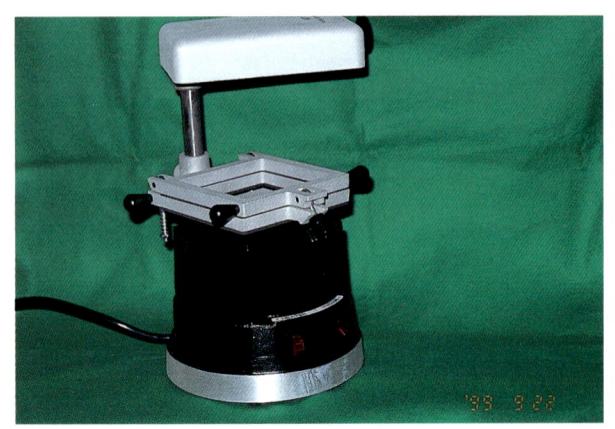

図 5-19 バキュームフォーマ.

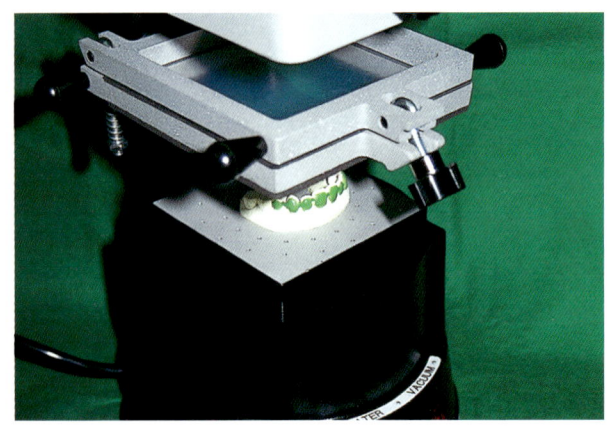

図 5-20 バキュームフォーマに模型を設置した状態.

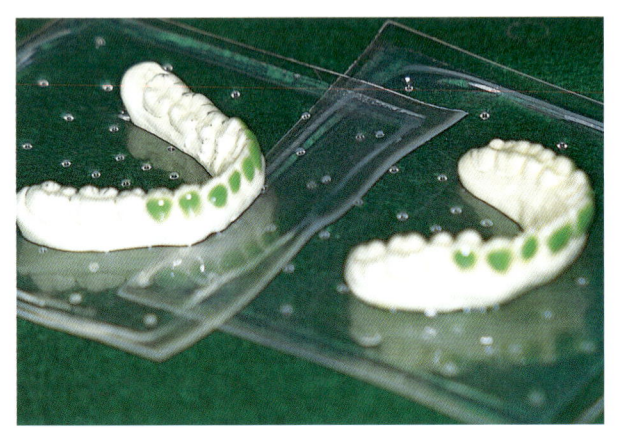

図 5-21 加熱吸引が終了し，フォーマのフレームからシートを外した状態.

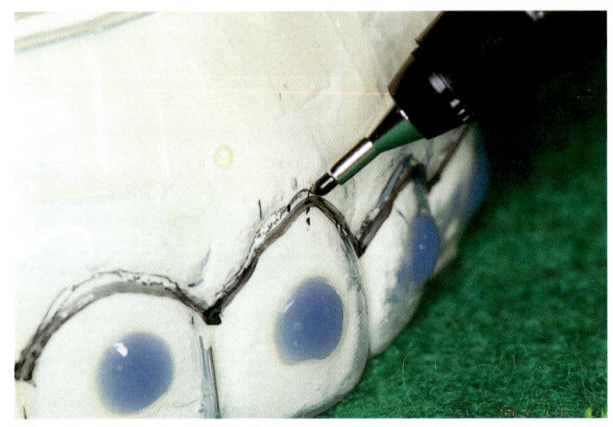

図 5-22 シート上からトレーのマージンを設定するラインを油性マジックで記入する.

題はないようである．

レザボアの有無による肉眼的評価での漂白効果の差，知覚過敏の発生頻度には差がない[2,3]が，レザボアのメリットは，薬剤注入時の目安になり，薬剤量が多いために漂白の持続時間延長が期待できることである．いっぽう，薬剤の使用量が増加し，漏洩した場合はその量が多くなることも注意する．

5．バキュームフォーマにシートと模型をセット

厚さ 1.0 mm，縦横 12.5 cm の正方形の EVA シートを，バキュームフォーマにセットする．シートの表裏に注意する．内側（薬剤を入れる面）に梨地（艶のない面）仕上げの面，舌が接する側は滑らかな面に仕上がるようにする．すなわち，薬剤の貯留が良くなるように薬剤の入る側に梨地面，舌感・頰粘膜感を良くするために平滑面を外に向けるようにする．

シートをフレーム金具に固定する．フレームの固定が不完全な場合，圧下・吸引した時，シートが外れることがある．図 5-19 はバキュームフォーマ，図 5-20 は模型をセットした状態である．

6．加熱・圧接と吸引

加熱・軟化してトレーシートが自重で約 10〜15 mm 垂れ下がった時にシートホルダーを下げる．軟化しすぎると，シートの厚さの不均一や皺が発生する．軟化したシートが模型に接したら，直ちに真空吸引する．

カスタムトレー用シートのもともとの厚みは 1.0 mm であるが，加熱吸引時に部分的に極端に薄くな

第5章　カスタムトレーの製作

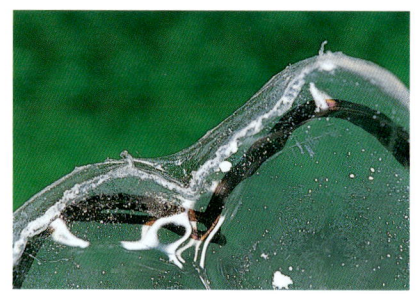

図5-23　トリミング後の状態．マージンはバリ状になっている．

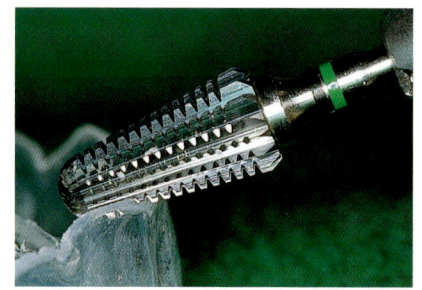

図5-24　コメットカーバイドバーで大まかに修正．

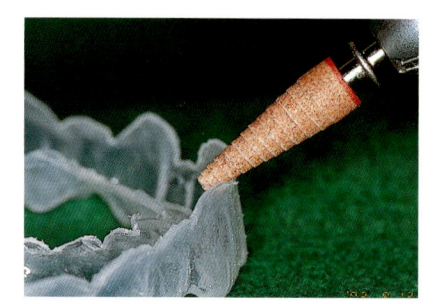

図5-25　ペーパーコーンでマージンを滑らかにする．

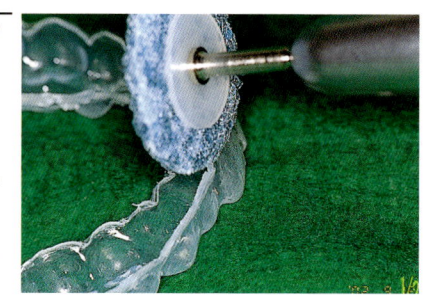

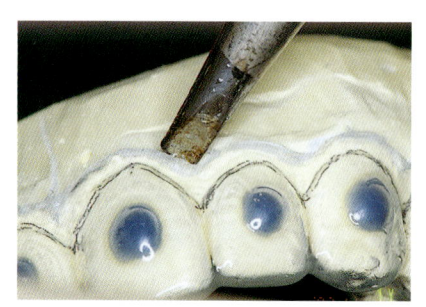

図5-26　リスコ軟性樹脂用ディスクでバリなどを除去する．

図5-27　ミニトーチや熱した鑿でさらに滑らかに仕上げる．

らないように配慮する．薄くなる原因は加熱しすぎでシートが自重で下に垂れ下がりすぎた場合に起こる．自重でシート保持用のフレームから10～15mm程度下がった状態で，圧接・吸引するとほぼ均一な厚みで適切な強度と歯列に矯正力が加わらないトレーが製作できる．

厚いシート素材を使用すると，咬合状態が変化し前歯部の咬合状態が変化したり，あるいは顎関節に負担がかかったと訴える場合もある．

7．冷却

シートが模型に密着したら，ヒーターを切りバキュームは引いたままにする．エアーでシートを冷却する．濡れタオルなどでの急冷では時間の節約にはなるが，シートが不均一に冷却され歪む可能性があるので推奨できない．

すぐにバキュームフォーマのフレームからシートを取り外すとシートに歪みを起こす可能性があるので，室温程度になるまでバキュームを引いたまま放置する．

さらに冷却が不完全な状態で模型からシートを外すとトレーが変形する可能性がある．図5-21は加熱吸引と冷却が終わった状態である．

8．切り出しとマージンラインの記入

ハサミでシート周囲の余剰部を切り取る．トレーの歯肉側の辺縁位置を明確にするためシート上から油性ペンでトレーのマージン位置を記入する．

この操作は，カスタムトレーの辺縁の位置を決定するために重要である（図5-22）．シートには厚みがあるために見る角度により微妙に大きさが異なってしまう．仕上げ時に適切な大きさにすることを考慮し，やや大きめに設定する．

9．歯頸部に沿って切り出す

曲，直のハサミを使って設定したマージンラインの外側まで辺縁を切り抜く．細部は，NTカッターで仕上げる．超音波カッターあるいはヒートナイフを使用すると，短時間で連続した円滑な曲線で切り出すことができる．カスタムトレーの製作では，漏洩防止と歯肉や歯列への影響を最小限にするため適合性とマージンの仕上げが最も重要である．

10．マージン部の仕上げ

切り出したマージンは，図5-23のようにバリや細かく尖った部分が存在する．図5-24のように軟性樹脂用のカーバイドバー（コメット製）や，ペーパー

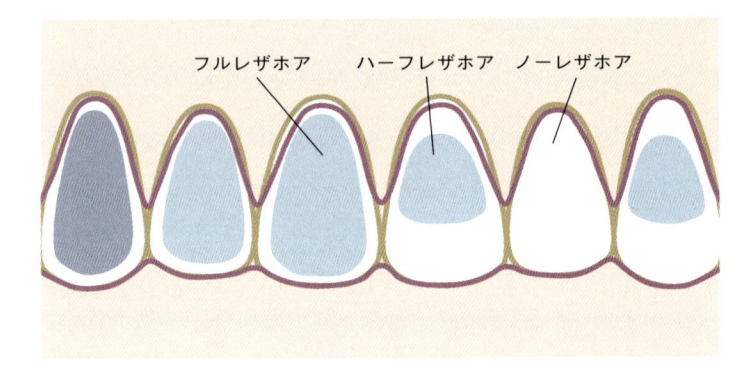

フルレザホア　ハーフレザホア　ノーレザホア

図 5-28　Short Scalloped Margin でのマージン形態．

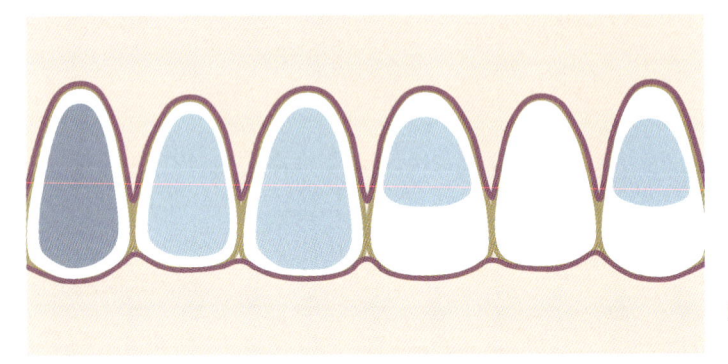

図 5-29　Full Scalloped Margin でのマージン形態．Full Scalloped/Half Reservoir を基本としている．

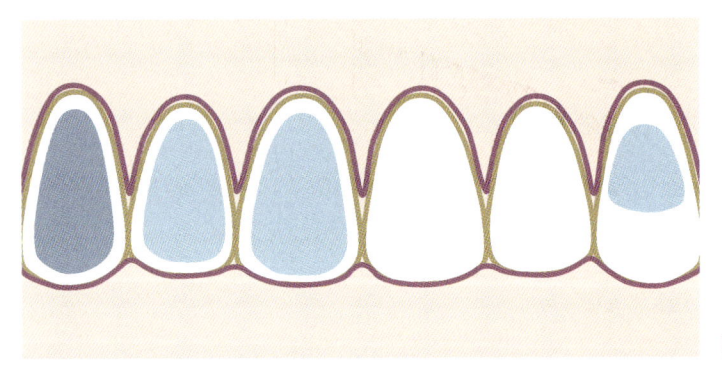

図 5-30　Half Scalloped Margin でのマージン形態．

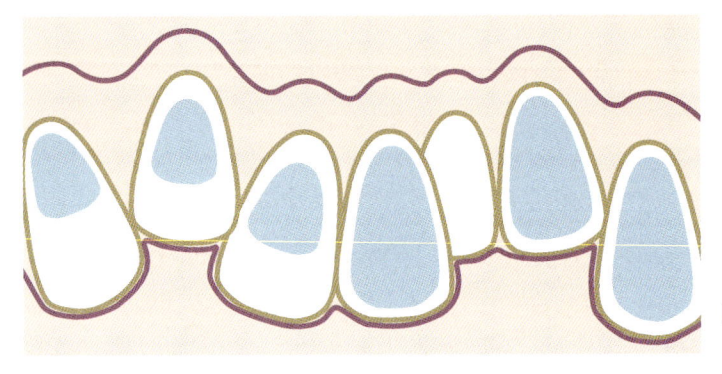

図 5-31　歯列不正のある場合．No Scalloped Margin でのマージン形態．

コーン（図 5-25）で形態を整え，軟性樹脂用のディスク（図 5-26/RISKO 製）や回転ブラシなどで，回転方向に注意しながらバリを除去する．

　マージン部を記入した油性マジックは，アルコールワッテで除去し，場合によっては，ミニトーチの細炎や熱した鏝（図 5-27）で仕上げることもある．辺縁は丁寧に仕上げても，丁寧すぎることはない．

　鋭縁部がなく滑らかなマージンに仕上がっているかをチェックする．完成したカスタムトレーは，変形を避けるため模型上に戻し，患者来院時まで保管

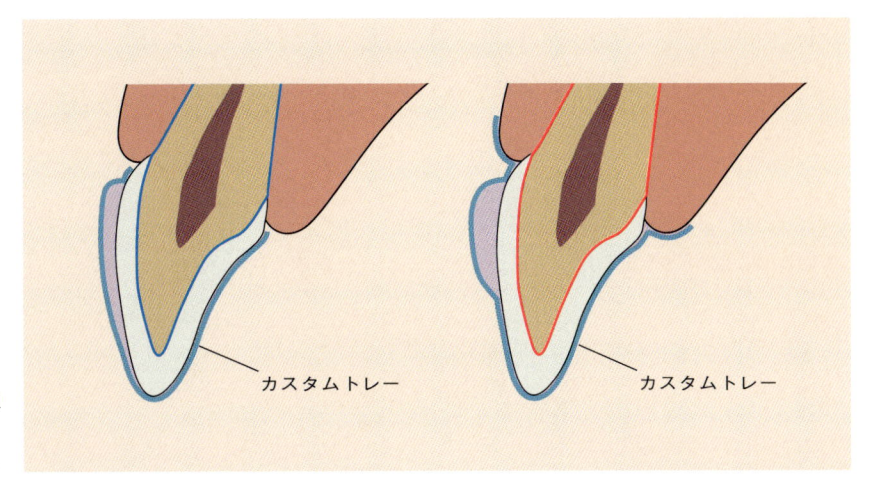

図 5-32 レザボアの断面形態．左：Full Scalloped Margin と Full Reservoir．右：Half Scalloped Margin と Half Reservoir．

※漂白効果は薬剤濃度と使用時間に関連．漏洩と薬剤量，使用時間，口腔内状況（歯肉・歯列状態），矯正力を考慮して設定．日本はFULL と HALF，アメリカは HALF と NO の組み合わが一般的．

表 5-4　トレー辺縁形態とレザボア

	トレーの形態 Tray Configuration			
マージン形態 Margin	波状形態 Scalloped			
	FULL	Short	HALF	NO
リサボア Reservoir		FULL	HALF	NO

V．マージン形態とレザボアについて

図 5-28 にマージンの形態 Short Scalloped Margin，図 5-29 に Full Scalloped Margin，図 5-30 に Half Scalloped Margin，図 5-31 に No Scalloped Margin を示す．図 5-32 の左に Full Scalloped Margin と Full Reservoir のカスタムトレー断面，同図 5-32 の右に Half Scalloped Margin と Half Reservoir の断面を示す．

表5-4 にトレー形態をマージン形態とレザボアの状態によって分類したものを示すが，口腔内の状態によってこれらを組み合わせてカスタムトレーの形態を設計する．歯肉状態に問題がなく歯列不正も少ない場合には，筆者らは基本的に Full Scalloped Margin，Half Reservoir を採用している．

マージン形態とレザボアの有無と，漂白効果および知覚過敏との関連であるが，これらは肉眼的には差がないと報告されている[4]．歯列と歯肉の状態によりマージン部の形態を決定し，漂白剤の作用時間によりレザボアの有無を判断する．

歯列不正がある場合やブリッジ装着部は鞍状あるいは No Scalloped Margin にする．歯頸部の知覚過敏や歯根が著しく露出している場合，根が短いなど歯になるべく力をかけたくない症例では，Short Scalloped Margin を考慮する．

レザボアの有無は，捻転や転移など歯列状態，薬剤の種類，使用時間を考慮し決定している．一般に大きなレザボアを付けると適合性は低下し，矯正力（歯にかかる力）は減少するとされる[5]．

2時間程度のトレー装着が指示されている NITE ホワイト・エクセルでは，原則として Half Reservoir を設定している．

またトレー装着時間を短縮した過酸化水素系のホームブリーチ剤あるいは NITE ホワイト・エクセルを1時間ごとに使用する場合には No Reservoir を設定する．

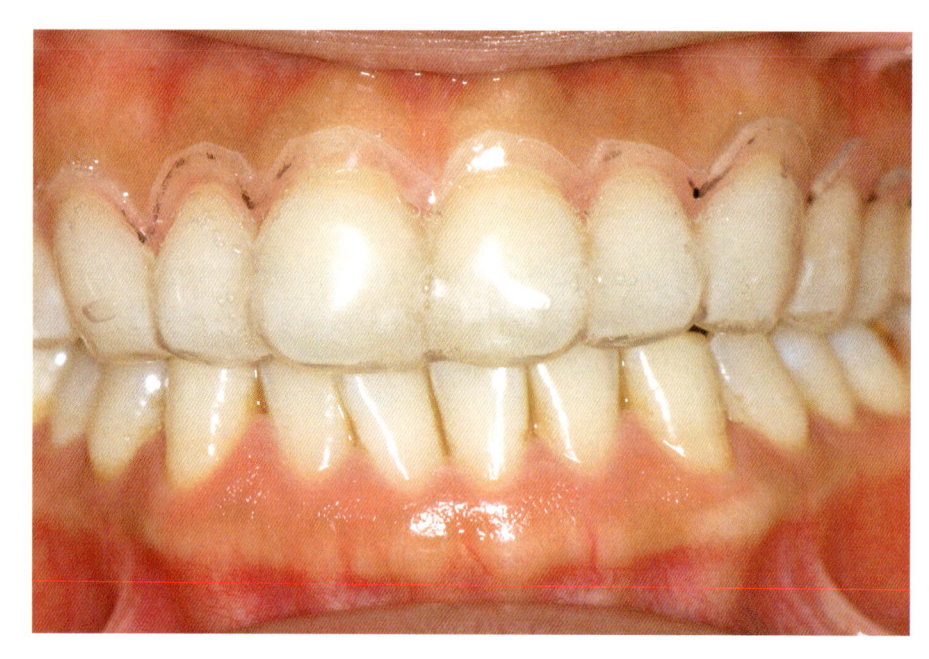

図 5-33 カスタムトレーの口腔内試適．上顎に装着．

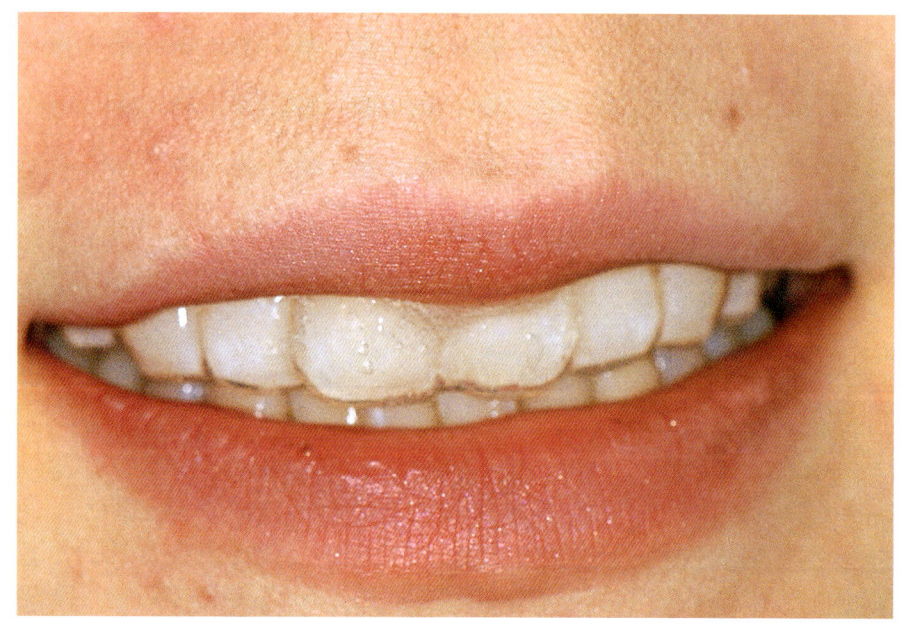

図 5-34 カスタムトレーの口腔内試適．

VI．再び外来で
1．試適

完成したカスタムトレーは口腔内で試適を行う（図 5-33）．適合性，特にトレーが歯肉を押えている場所がないかをチェックする（図 5-34）．また歯頸部に短い部分がないか，臼歯部の浮き，ねじれもチェックする．

歯肉に当たる部分（特に臼歯部）を確認した場合は修正する．修正後には，マージン部を再研磨して円滑にする．

適合性の不備による薬剤の漏洩の可能性は上顎では少ないが，下顎トレーの適合性のチェックは重要である．下顎トレーの適合性が良くない場合は，漂白剤が漏洩し装着時間は 2 時間でも実際の漂白剤の作用時間は短縮することがある．

場合により，模型上で歯頸部を 0.5 mm ほど彫り

2. カスタムトレーと漂白剤の使用法を説明する

　有髄歯の漂白剤は，歯の表面から作用するために歯面清掃の重要性を十二分に理解してもらう．隣接面のプラークなども，フロスで除去するように指示する．

　患者自身が鏡を見て歯間乳頭や歯肉に異常がないかを確認できるようにする．歯間乳頭が腫れる，あるいは歯肉に異常がある場合にはトレーの装着を見合わせるように伝える．カスタムトレーの装着と取り外しを，患者自身でも行えるように鏡を見ながら練習してもらう．

　カスタムトレー内の唇側に漂白用ゲルを注入する（図5-35）．使用量は，各歯当たり米粒1個～半分ほどの量であるが，当然レザボアの有無，大きさにより変化する．

　レザボアがある場合にはレザボアを満たしやや過剰になる量にする．下顎の歯は上顎に比べ，小さいので，薬剤量はさらに少なくなる．口腔内に装着してレザボア内に気泡が見られる場合は，量が少ない可能性がある．

　トレーを装着して溢出して漂白剤の味がする場合やベタつく場合には量が多すぎると考えられる．はみ出した漂白剤は歯ブラシあるいはティッシュ・ペーパーなどで拭き取るように指導する．

　次に装着する際には，口腔内にトレーを入れた時に，溢れ出ない程度の量とする．

3. 使用時間と期間

　通常は，1日2時間カスタムトレーを装着する．2時間連続して装着する必要はなく，1時間ずつ合計2時間あるいは1時間30分と30分というように分割して装着しても良い．夜間就寝時の装着は，使用時間，薬剤の誤飲，トレーの脱落などのために推奨できない．

　装着期間は，通常連続して14日間であるが，生活パターンによって，毎日使用できないと，期間が長引くこともある．漂白が，週5日程度では問題はないが，逆に週に2日では効果が現れにくい．あまりにも間隔があいたトレーの装着では，漂白効果が発現しにくい．口腔内清掃と使用時間などを厳密に指導しすぎると中断してしまうこともある．

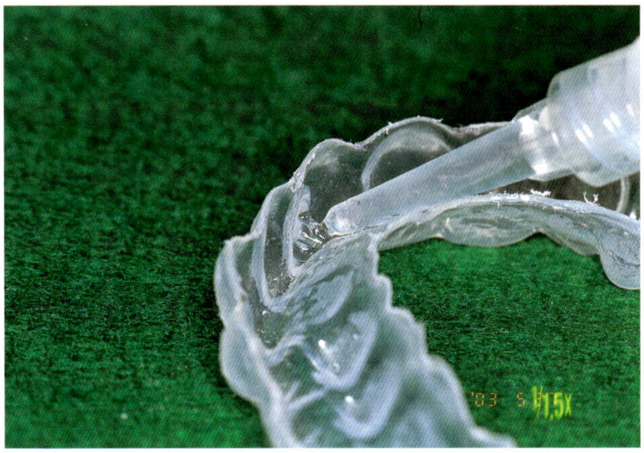

　また，期間は漂白の進行程度に応じて延長することもある．アメリカにおいては，Feinman分類のF3のような重篤な症例に対し，半年間トータルで2,000時間やそれ以上のホームブリーチの適用後，90ヵ月にも及ぶ長期経過症例が報告されているが，問題は発生していないようである[6,7]．

　また夜間装着しても問題の発生は報告されていない[8]．

4. 漂白直後と漂白期間中の飲食

　漂白直後は歯面のペリクルが除去され，酸性の飲料や着色飲食物の影響を受けやすく，タバコの煙に含まれる粒子が吸着されやすいことを説明し，避けるように指導する．炭酸飲料，赤ワイン，カレー，福神漬け，コーラやコーヒー，紅茶も直後には避けるようにする．

　漂白終了後，ペリクルの再吸着時間を考え1～2時間の間は水以外は飲用しないほうが望ましいが，トレーを外してから，40分後に飲食しても着色は認められないケースもあった．

図5-35　カスタムトレーに漂白用ゲルを注入する．

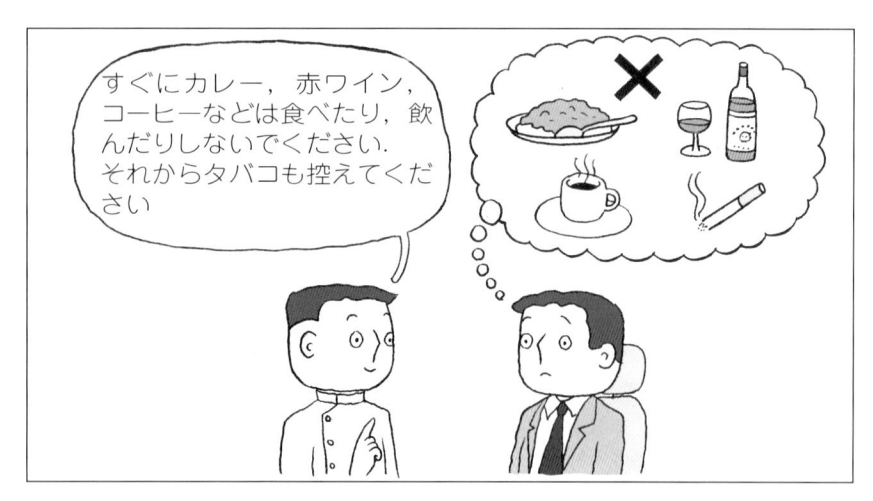

図 5-36 漂白処置直後は飲食物の摂取を控える．また漂白期間中は禁煙，終了後も節煙が望ましい．

患者には唾液がエナメル質表面でどのような作用をしているか，人によって唾液の分泌量や成分が異なることを，理解してもらう．タバコは，できる限り漂白期間中は禁煙，終了後も節煙が望ましい（図5-36）．

5．知覚過敏・顎関節への影響

患者に対しては，術後に漂白法によって30～50％に知覚過敏が生ずることを事前に知らせておく．知覚過敏が軽微な場合は，通常は薬剤の使用を1日控えると解決する．数時間以上強い知覚過敏が続く場合や翌日まで継続する知覚過敏が発症した場合は，連絡をしてもらう．

知覚過敏はフッ化物製剤，硝酸カリウム製剤をトレーに入れて5～10分間装着して対処する．それでも知覚過敏が起こる場合には，トレー装着前と装着後に，フッ化物製剤あるいは硝酸カリウム製剤をトレーにいれて作用させる．

顎関節症がある場合には，上下顎同時にトレーを使用すると問題を生ずるケースがある．一般に患者は，上下顎の同時漂白を希望するが，漂白効果に対し理解が不十分な場合は，まず上顎を漂白して効果を確認し，その後下顎の漂白を行う方法が望ましい．この上顎を先行して漂白する方法は，効果の確認だけでなく知覚過敏の可能性を減少させ，顎関節の負担を減らすメリットがある．

6．薬剤・カスタムトレーの保管方法

漂白用ゲルは，冷暗所に保管するが，特に冷蔵庫に保管する必要性はない．NITEホワイト・エクセルのシリンジチップは使用の都度，取り外すのではなく付けたままでも，問題はないようである．

カスタムトレーは，使用後十分に水洗した後に乾燥させ，トレーケースに入れて保管する．トレー作成用に用いた石膏模型上に保管すると保管時の外力などで変形することを防ぐことができる．水分が付いたままケースに入れると夏場はカビが発生することがある．またトレーをティッシュ・ペーパーなどにくるみ洗面台に置くと紛失するケースがあることなどを話すと，患者にトレー保管上の注意を喚起することができる．

一時，市場にあった3M Zarisはエンボス状の加工をしたテープを被漂白歯の唇側面に当たるようなトレーを作成するものであった．また，多孔性スポンジ状のフォームを漂白歯唇面に接触するトレーを製作し効果的な漂白が可能であったとする報告もあるが，滅菌や保管方法を工夫し適切な時期でトレーを再製作するようにしないと，衛生面での問題が起きる可能性がある．

VII．患者へ渡すもの

以上の説明を終わり，患者に渡すものを図5-37に示す．カスタムトレーとトレー保管用ケース，トレー作製に使用した石膏模型（カスタムトレーを模型

上で保管し変形を防ぐ），ホームブリーチング剤（NITE ホワイト・エクセル＝10％過酸化尿素ゲル 3.0 グラム入りシリンジ），シリンジチップである．

　シリンジの数は，歯の大きさ，漂白対象歯数，レザボアの有無によって異なるが，標準的には上下顎 10～14 日程度の漂白を行う場合に 2～3 本としている．さらに漂白剤の取り扱い説明書，医院連絡先，家庭用簡易シェードガイド，歯ブラシ，デンタルフロス，歯間ブラシなどを渡す．症例によっては知覚過敏抑制効果のある歯磨剤，ホワイトニング効果を表示した歯磨剤を付属させる場合もある．

　筆者らの臨床経験では，ホームブリーチを希望する患者の口腔内清掃状態は良好な場合が多く，数症例ではオーバーブラッシングで歯肉の痛みを訴えた

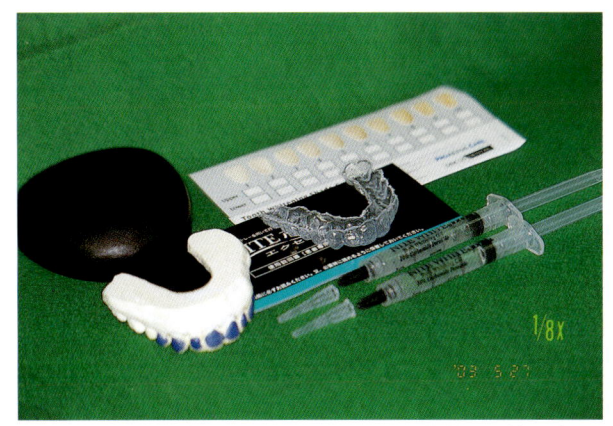

図 5-37　患者に渡すホームブリーチ用の薬剤や器材一式．

こともあった．この点からも適切な口腔内清掃指導は重要である．

参考文献

1. 片山伊九右衛門，天野義和：歯の色の話．日本歯科色彩学会編，Ⅱ，歯の色，25～28，クインテッセンス出版，東京，1999．
2. Javaheri, D.S., Janis, J.N.: The efficacy of reservoirs in bleaching trays. Oper Dent, 25, 149～151, 2000.
3. Matis,B.A., Yousef, M., Cochran, M.A., Eckert, G.J.: Degradation of Bleaching gels in vivo as a function of tray design and carbamide peroxide concentration. Oper Dent, 27, 12～18, 2002.
4. Matis, B.A., Hamdan, Y.S., Cochran, M.A., Eckert, G.J.: A clinical evaluation of a bleaching agent used with and without reservoirs. Oper Dent, 27, 5～11, 2002.
5. Christensen,G.J.: Bleaching Teeth, report of survey, 1997, J Ethet Dent 10, 16～20, 1998.
6. Leonard,R.H., Haywood,V.B., Eagle, J.C., Garland, G.E., Caplan, D.J., Matthews,K.P., Tart,N.D.: Nightguard Vital Bleaching of Tetracycline-Stained Teeth, 54 Months post Treatment. J Estet Dent, 11(5), 265～277, 1999.
7. Hara,A.T., Andre,L., Pimenta,F.: Nonvital tooth bleaching, A 2-year case report. Quintessence Int, 30(11), 1999.
8. Leonard, R.H., Haywood, V.B., Caplan,D.J., Tart, N.D.: Nightguard Vital bleaching of tetracycline-stained teeth : 90 months post treatment. J Esthet and Restorative Dentistry, 15(3), 142～152, 2003.

第6章

コンビネーション治療

はじめに

　本章では，NITE ホワイト・エクセルの治験症例を中心に，筆者らの漂白処置の実例，またメラニン色素を除去した症例を提示する．

　臨床では，漂白を希望して来院される患者の口腔内には，齲蝕，歯周病，歯列不正，修復物が存在し，単純な漂白のみという理想的な症例には，ほとんど遭遇しない．歯の漂白はこれらを考慮し，さらに患者の希望もかなえつつ行われることになる．

I. 歯列不正はあるが齲蝕や歯周疾患はない症例

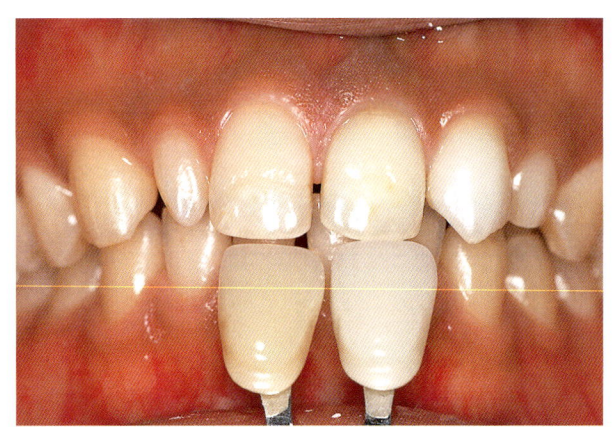

図6-1a　術前の口腔内写真．患者は19歳男性．上顎左右側中切歯間にわずかな離開が認められる．上顎右側側切歯が矮小歯，上顎左側側切歯は欠損し犬歯がその位置に植立している．下顎前歯部にも歯間離開が認められる．口腔内清掃状態は良好で，漂白対象部位に齲蝕や修復物は認められない．色調は，中切歯でA3よりやや明るい程度であるが，患者はさらに白い歯を希望していた．図中のシェードガイド右はA3，左は目標としたB1である．

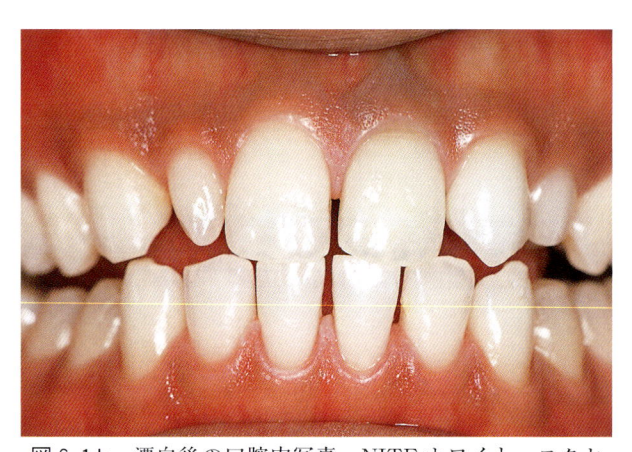

図6-1b　漂白後の口腔内写真．NITE ホワイト・エクセルによる漂白．上下顎の前歯部に通常のホームブリーチ法を6週間連続して行った．患者は歯が白くなることに熱心で，もっと白くなればと希望したが，明るさがB1をはるかに超えたので終了とした．知覚過敏の発生はなかった．明度の著しい向上が認められB1より明るい色調が得られた．

第6章　コンビネーション治療

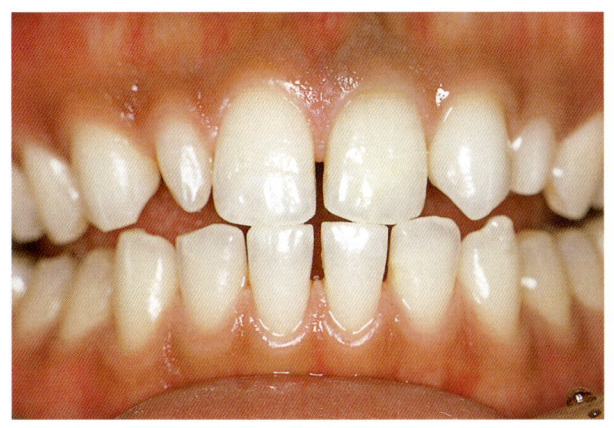

図6-1c　漂白終了後8ヵ月の口腔内写真．明度は漂白直後とほとんど変わらないが，測色するとわずかに色の後戻りが認められた．肉眼的にも上顎左側中切歯の色がほかの部位に比べて，色の後戻りがあるように見受けられる．

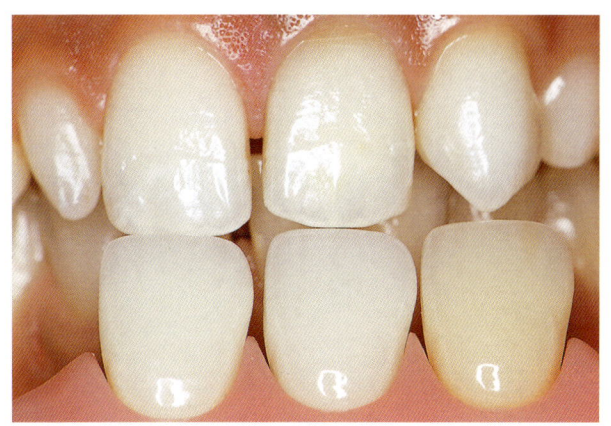

図6-1d　漂白終了後8ヵ月の口腔内写真の拡大．図中のシェードガイドは左からB1，A1，A3である．前歯の色はB1で安定した．術前のA3と比較すると明度が向上し，その後の色の安定に患者は十分に満足している．このように，術前明度がA3程度のやや黄色みが強い感じで帯状の変色がなく，修復部位が少なく，かつ口腔内状態の良好な症例では，NITEホワイト・エクセルは十分に効果的であり，成功する症例と思われる．

II．軽度の齲蝕は経過観察し漂白した症例

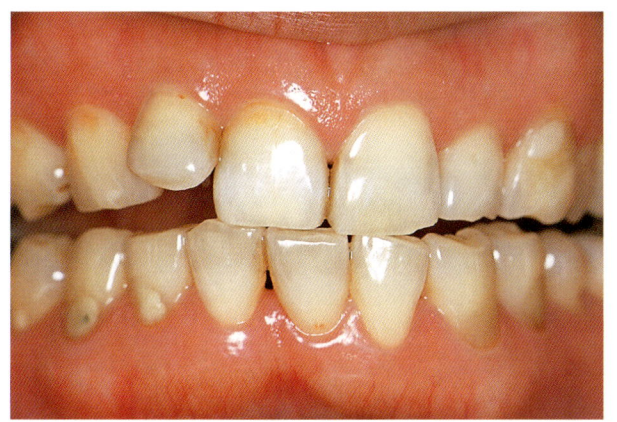

図6-2a　術前の口腔内写真．患者は56歳女性．上顎右側側切歯が転移，前歯部のほとんどに咬耗が認められる．口腔内清掃状態は比較的良好であるが，初診時に臼歯部の歯間隣接面にプラークの付着が認められた．上顎左側犬歯唇側歯頸部にレジン充填．上顎右側中切歯と側切歯隣接面にレジン充填と着色が認められる．上顎右側犬歯の歯頸部に軽度の実質欠損を伴う齲蝕．下顎右側犬歯にはレジン充填．下顎左側側切歯は欠損と下顎左側犬歯にはレジン充填が認められる．下顎左側第一小臼歯には着色した齲蝕，漂白対象部位には若干の齲蝕や修復物が認められる．漂白する前に修復することを勧めたが，患者は時間がなく齲蝕も進行性ではないようなので，齲蝕処置は行わず経過観察とした．齲蝕と充填物の変色した部位は，漂白後に気になるようなら再填塞することとした．術前のスケーリングも「あれは痛いから好きではない」と言う患者である．したがって除石を可及的に行った後に，印象採得した．前歯の色調は，中切歯でA3程度であった．

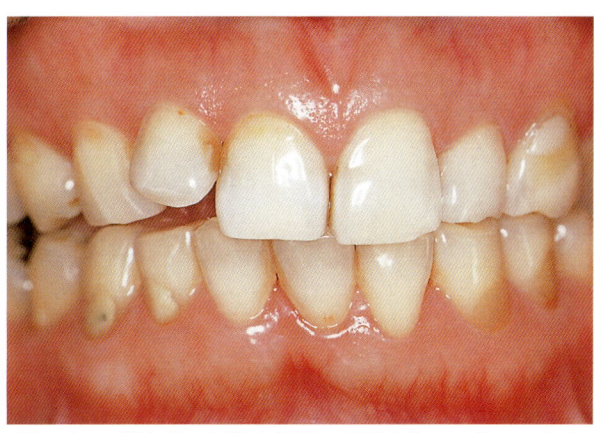

図6-2b　漂白後の口腔内写真．NITEホワイト・エクセルによる漂白を行う．上顎の前歯に通常のホームブリーチ法を4週間連続して適用後1ヵ月の状態．歯がやや「スースーする」程度の知覚過敏があったという．明度は向上しB1程度の色調が得られている．患者はこの結果に十分満足し，また齲蝕やレジンの変色はしばらく経過観察を行うこととした．漂白後は半年から1年ごとのチェックアップを勧める．もし齲蝕が進行するようであれば，すぐに治してもらえるという安心感と，今までも変化がなかった経験，漂白期間中に受けたブラッシング指導の予防効果などから，早期に処置することは，患者自身も考えていないようである．

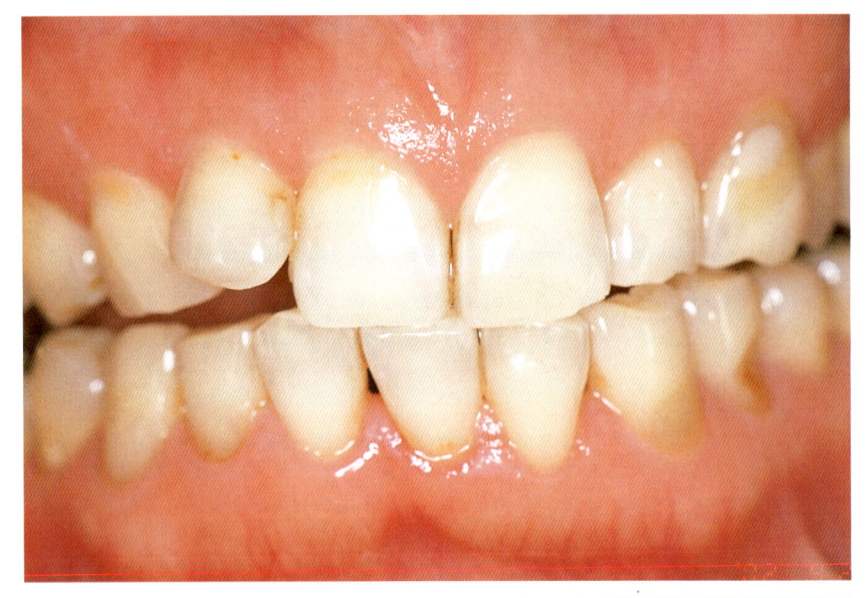

図6-2c 漂白終了後5ヵ月の口腔内写真．3ヵ月が経過しても明度はほとんど変わらない．測色では色の後戻りが認められた．3～6ヵ月に1回のリコールを行っている．

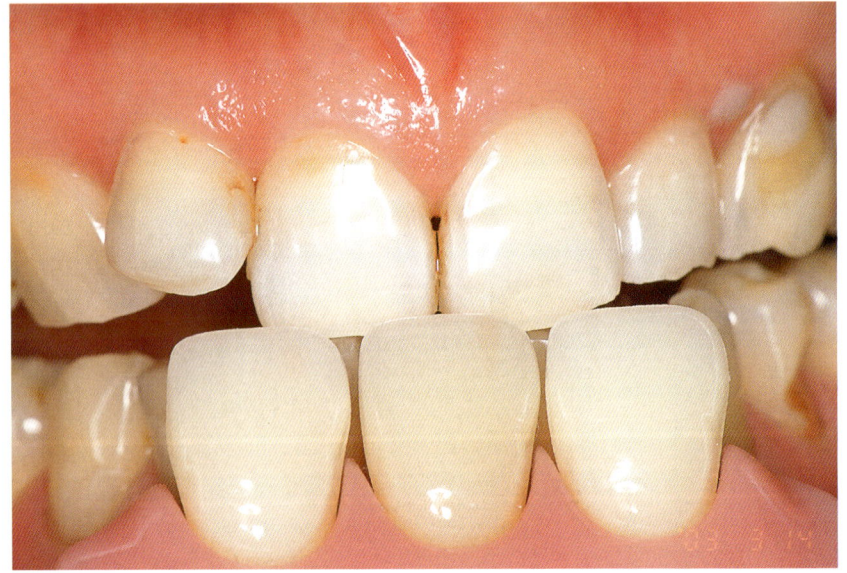

図6-2d 漂白終了後1年10ヵ月の口腔内写真．図中のシェードガイドは左からB1，A3，A1である．術前のA3と比較すると明度が向上し，その後はB1～A1程度で色は安定している．患者には齲蝕治療を勧めるが痛くなく，鏡で見ても変化しないのでこのままで良いそうだ．患者は，加齢による歯の黄色みをある程度の白さに保ち，なおかつ衛生状態を高い状態に維持することを希望している．

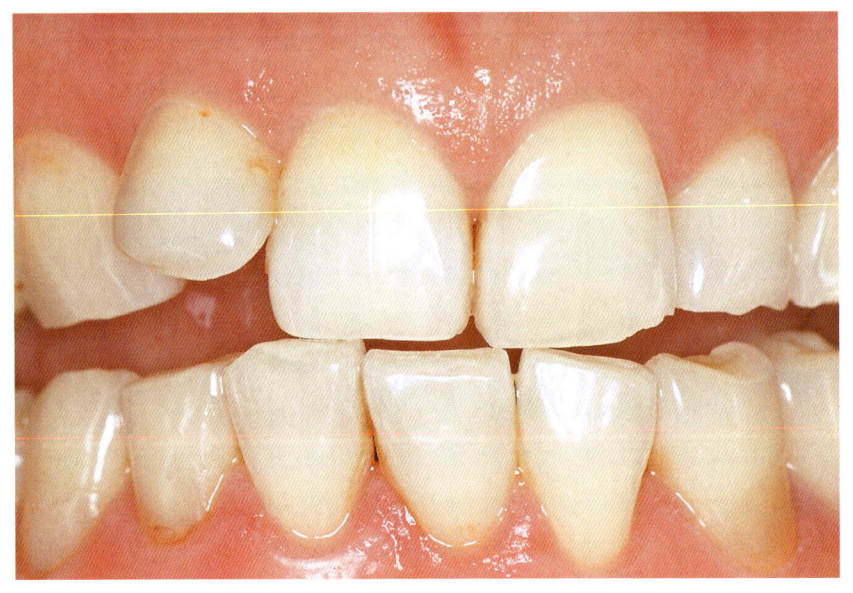

図6-2e 2年6ヵ月が経過した時点で，NITEホワイト・エクセルによる1週間の追加漂白を行った．追加漂白の場合には初回よりも短い期間で初回と同様の漂白効果が得られる．この時点でも，初診時の齲蝕は同程度で進行していないように見える．隣接面や咬合面の小窩に存在する穿下性，進行性の齲蝕であれば，処置が必要であろう．しかし本症例のように表在性の齲蝕で進行が緩慢であり，かつ定期的に歯科を受診する場合は，経過を観察することが可能となる．

III. A3程度の色調，弱いテトラサイクリン変色のある症例

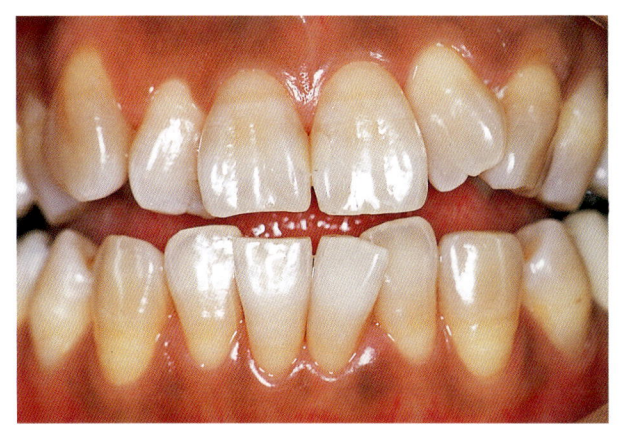

図6-3a 術前の口腔内写真．患者は23歳女性．上顎左側側切歯，上顎右側側切歯の転移，下顎前歯に叢生が認められる．口腔内清掃状態は比較的良好である．また上顎右側犬歯の歯頸部に齲蝕が認められる．あまり目立たないが，上顎左右側中切歯間にレジン充填がある．前歯の色調は，中切歯歯冠中央部でA3程度であるが，弱い帯状の着色が認められ，テトラサイクリン変色の可能性がある．歯頸部の色調はA3.5～A4程度である．

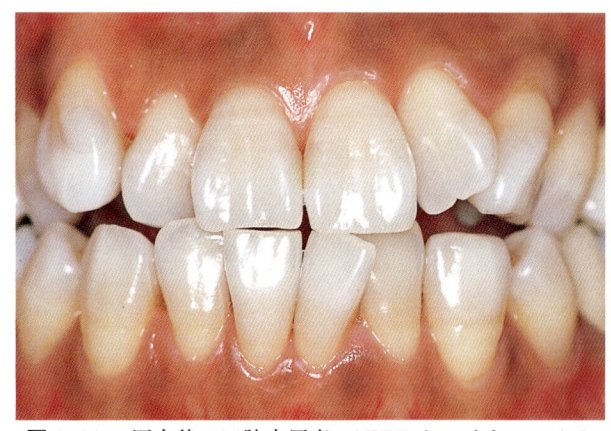

図6-3b 漂白後の口腔内写真．NITEホワイト・エクセルによる漂白．上顎の前歯に通常のホームブリーチ法を4週間連続して適用．漂白終了後1ヵ月の状態．歯がやや「スースーする」という程度の知覚過敏があったという．明度は向上し部分的にはB1程度の色調が得られている．

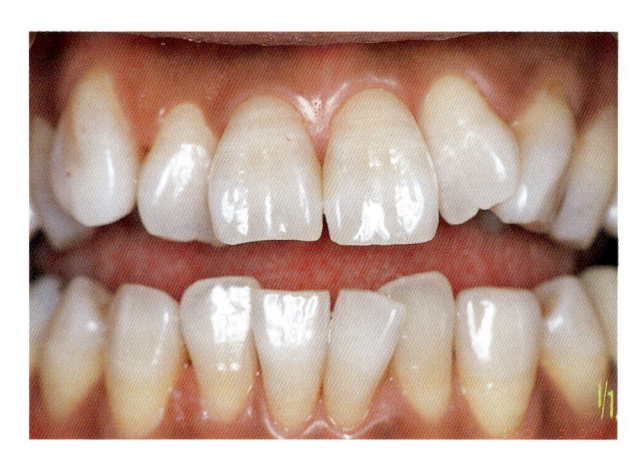

図6-3c 漂白終了後5ヵ月の口腔内写真．明度はほとんど変わらない．しかし測色では若干（色差ΔEで2程度）の色の後戻りが認められた．

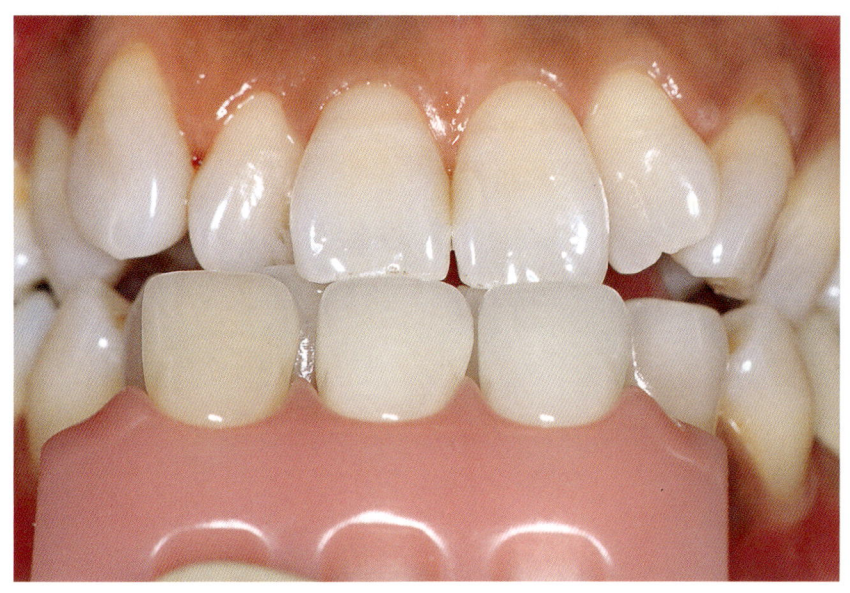

図6-3d 漂白終了後1年10ヵ月の口腔内写真．図中のシェードガイドは左からB1，A3，A1である．術前のA3と比較すると明度が向上し，その後はB1～A1程度で色は安定している．部分的な齲蝕が認められ，齲蝕治療を勧めるが，痛くなく定期検診に通うので現在のところ，現状維持を望んでいる．

IV．全体的に黄色みが強い症例

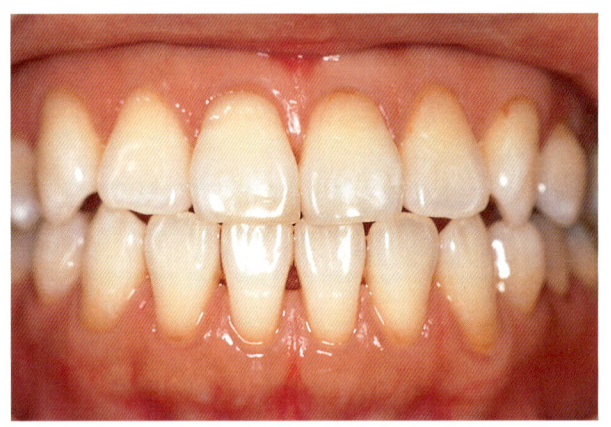

図6-4a　26歳女性．全体的に黄色みの強い変色．シェードガイドではA3程度の色調である．下顎左右側側切歯，犬歯，第一小臼歯の歯頸部に着色と初期齲蝕が認められる．上顎右側中切歯の歯頸部と近心切縁側，上顎左側中切歯，側切歯の歯頸部にレジン充填がなされている．犬歯と第一小臼歯歯頸部に初期齲蝕を認める．口腔内清掃状態は良好である．

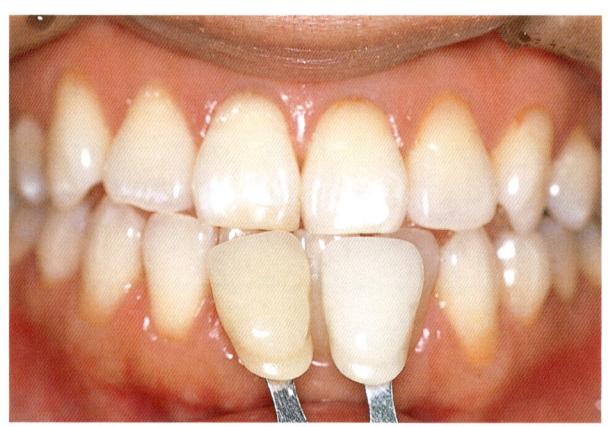

図6-4b　NITEホワイト・エクセルによる漂白処置を4週間（3g入りシリンジを4本使用）行った後の状態．明度は向上し満足が得られた．処置期間中は知覚過敏の発生はなかった．本症例の場合にも，漂白後明度の高いコンポジットレジンで補修充填を行うという提案は，しばらく経過観察を行った後に検討することとなった．

V．テトラサイクリン変色と全体的な着色の症例

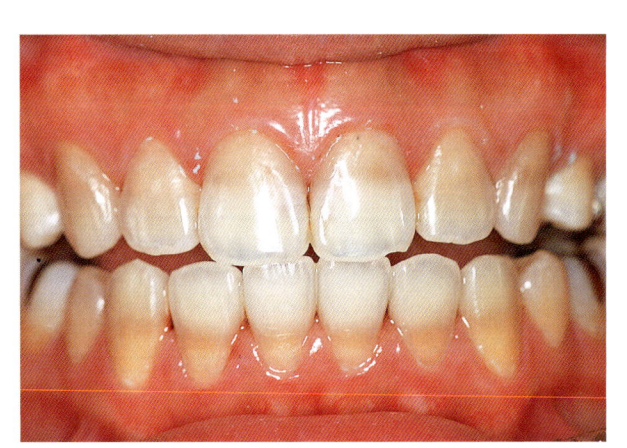

図6-5a　患者は28歳女性．口腔内清掃状態は良好であるが，歯間部の汚れの除去がやや不十分であった．歯頸部に黄色みの強い変色が認められ，これはテトラサイクリンによる変色と診断された．シェードガイドでは歯冠部はA3程度，歯頸部はさらに濃い色調を呈している．患者は歯頸部の黄みが漂白で除去されにくいことを，雑誌などの情報ですでに知っているが，削ってまで歯全体を白くしたいとは思っていない．しかし，見える部分だけでももっと白くしたいと希望した．

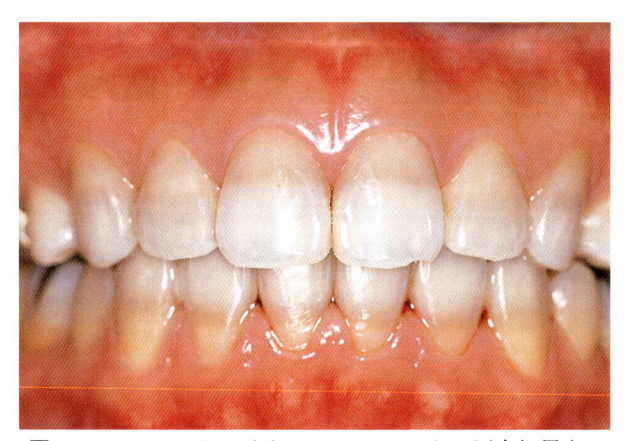

図6-5b　NITEホワイト・エクセルによる漂白処置を4週間行った後の状態．4週程度のNITEホワイト・エクセルの適用でも歯冠部の明度は向上し満足が得られた．通常は口唇にかくれて見えない歯頸部の着色は術前と同じ程度で，あまり変化しない．逆に切縁側から歯冠部の明度が上がったために目立つようになったかもしれない．

VI. 矯正しながら漂白処置（オフィスブリーチ法）を行った症例

a | b
　 | c

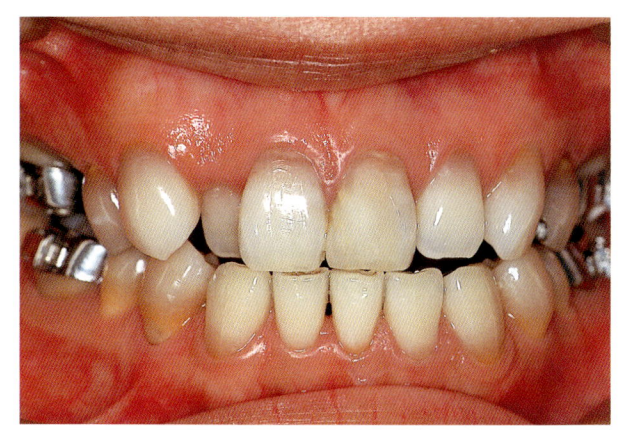

図6-6a　患者は29歳女性．口腔内清掃状態は良好，歯並びと色調の不満を訴えて来院．舌側からの矯正を行いながらオフィスブリーチを行い，明度をある程度向上させ，矯正装置を外した時点でホームブリーチを行うことを説明した．上下顎の第一，第二小臼歯の歯頸部に黄色みの変色が認められる．上顎左側中切歯は根管充填されコンポジットレジンで修復されている．臼歯部にも多数の金属修復物が存在する．
図6-6b　上顎左右側第二小臼歯を抜歯し，舌側からの矯正を始めた．
図6-6c　舌側から矯正中の下顎．下顎右側側切歯は欠損歯である．第一大臼歯をアンカーとし，舌側矯正装置を装着している．

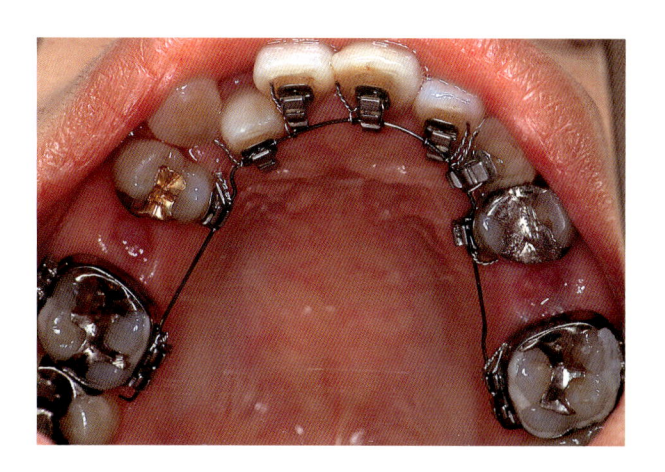

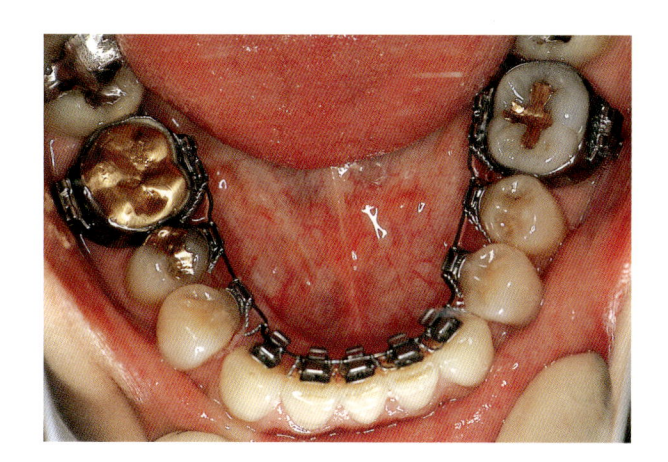

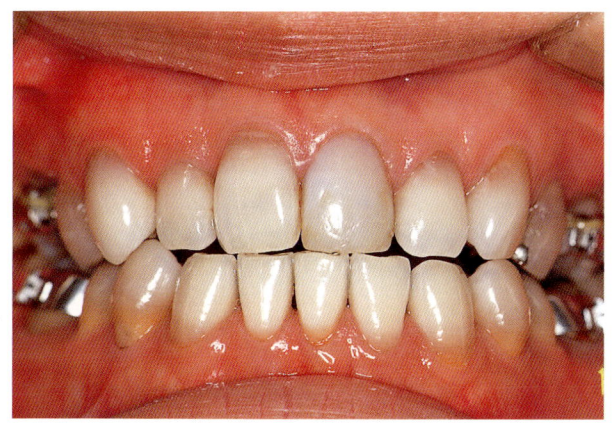

図6-6d　歯列の移動がほぼ終了した状態．矯正装置装着中は，松風ハイライトによる唇側からの漂白を行った．

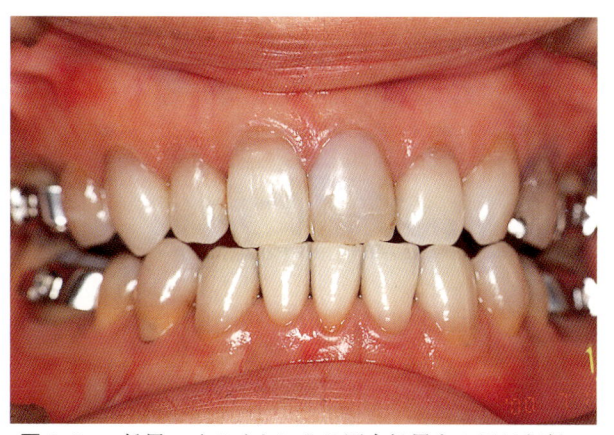

図6-6e　松風ハイライトによる漂白処置を8回ほど行った後の状態．歯冠部の明度の向上が認められる．上顎左側中切歯は，一時的に明度の高いコンポジットレジンで修復してある．矯正期間中に結婚され妊娠・出産されたのでホームブリーチ法による漂白は一時的に中断している．歯列不正は改善し，口唇から見える部分の白さには満足しているという．子どもに手がかからなくなれば，さらに臼歯部の金属補綴物も白いものに交換したいと希望している．

VII. メラニン色素除去（Phenol-Alcohol法）の症例

歯の漂白を行う際に気がつくのは歯の色ばかりではなく，歯肉が着色しそれに対しコンプレックスを持つ患者も多いことである．そこで，以下に歯肉の色素の除去法について述べる．

1. 原因

口腔粘膜のメラニン色素沈着は，全身疾患による局所症状として発現することもあるが，一般的に見られるのは生理的なものが多い．色素の沈着は慢性，帯状，卵円状，三角形状を呈し，上下顎前歯部唇側歯肉に頻発する．

メラニン色素沈着は，①水銀・鉛・蒼鉛などの外因性色素沈着と，②Peutz-Jegher症候群，黒色表皮種，アジソン病・脳下垂体の機能亢進症などの内因性色素沈着に分けることができる．

口腔粘膜のメラノサイトが活性化する原因は，喫煙，不潔な口腔状態，歯周病，歯槽前突，遺伝，経口薬剤（避妊薬や精神安定剤）の服用，全身疾患とされている．

歯肉が着色するそれ以外の原因は，変色失活歯の変色した歯根の透過，金属沈着もある．健康人でもメラニン色素の沈着は約5％に発現し，男女による差は認められない．口呼吸，喫煙者の場合には，メラニン色素の沈着率が高い傾向がある[1]．

2. メラニン色素除去の術式

メラニン色素は上皮とこれに接する粘膜固有層との境に存在し，メラニン除去のためには粘膜上皮の基底層まで除去する必要がある．メラニン除去法には，①カーボランダム法，②Phenol-Alcohol法，③レーザー法の3種が挙げられる．

カーボランダム法はメラニン色素が沈着している組織を機械的に除去する方法である．Phenol-Alcohol法は1951年Hirschfeldにより発表されたもので，Phenolのタンパク変性作用によって，上皮組織をメラニン色素とともに剥離・除去する．また③のレーザー法は半導体レーザーや歯科用Nd:YAGレーザーを用いる方法である．

3. Phenol-Alcohol法の術式

① メラニン色素沈着部をオキシドールで洗浄し乾燥させる．口唇部にはワセリンを塗布し，口角鉤を装着する

② 表面麻酔を行い2分間放置する

③ 小綿球に歯科用カルボール（カルボール80％，グリセリン20％）を浸透させ，色素沈着部に30秒間塗布する

④ 歯科用消毒用エタノールを30秒間作用させ，カルボールを中和する

⑤ 十分に水洗し，患者に含嗽してもらう

⑥ 上記③～⑤をもう1度行う

⑦ 術後約3日経過後に上皮のみが剥離してくる

⑧ 5～7日で表皮は完成し，2～3週後に剥離した歯肉は完全に回復する

⑨ 20～25日後までの歯肉の再生の予後を観察し，組織の入れ替わりと色素の再生がないことを確認する

4. Phenol-Alcohol法の病理学的考察

Phenolが歯肉に作用すると以下の経過をとりながら，歯肉表層が剥離除去される．Phenolは歯肉に0.3～0.4mmの深さまで浸透するが，真皮深層の破壊は起こらない．剥離後は，残存組織から表皮再生が起り，5～7日で表皮が完成する．真皮は2～3週間後に再生する．

組織学的な詳細なステップは，Phenolにより，上皮組織は速やかに凝固壊死（coagulation necrosis）し，上皮のみが剥離する．上皮直下には好中球の浸潤が認められ，上皮と結合組織は分離し始める[2]．上皮直下に，限局した炎症性水腫（inflammatory edema）や好中球の浸潤を起し，これが上皮組織のみが短期間のうちに結合組織から剥離する理由である．基底細胞層のメラニン色素は，上皮組織とともにほとんど除去される．

剥離後は，上皮細胞の新生が起こる．基底細胞層で細胞分裂が起り，細胞が新生する．幼若な表皮細胞は，核を失い細胞の大部分がケラチンに置換し最表層は角化層となり，剥離する．このサイクルのター

ンオーバーは20～25日である．この期間に，色素沈着が再発しなければ，メラニンは除去できたことになる．

5. Phenol-Alcohol法とベニアにより審美性を向上した症例

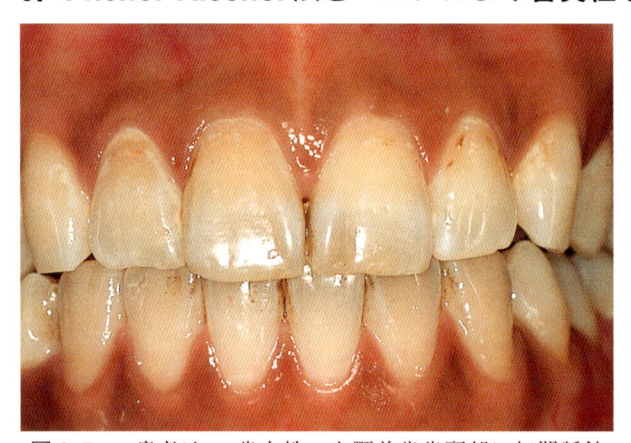

図6-7a　患者は32歳女性．上顎前歯歯頸部に初期齲蝕の白斑とそれを修復したコンポジットレジンの変色，褐線が認められる．上顎左右側中切歯の歯冠中央部には白い帯状の弱い着色が認められる．オフィスブリーチ法（松風ハイライト）による漂白を3来院分行ったが，患者が満足できる審美性回復は得られなかった．患者は上下顎の口腔粘膜のメラニン色素沈着の除去を希望した．

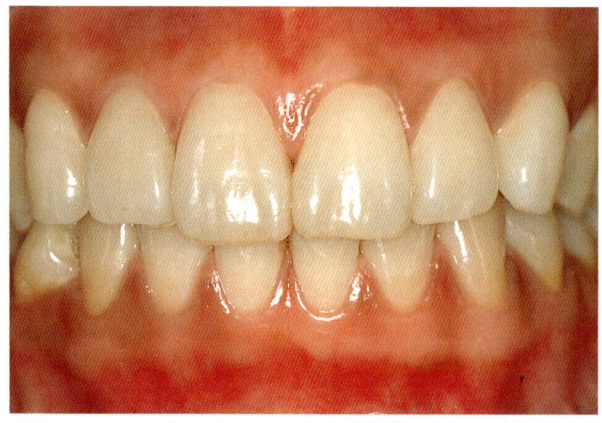

図6-7b　ラミネートベニアを上顎前歯に行い，齲蝕の処置と審美性を同時に解決した．メラニン色素沈着に対しては，Phenol-Alcohol法による色素除去術後の状態である．メラニン着色は軽度であると考えられたので，上記のPhenol-Alcohol法は1回適用したのみで，歯肉はきれいなピンク色を呈した．上皮剥離時の痛みは強くなく発赤して少ししみた程度であったという．この結果に患者は十分に満足した．

VIII. レーザーによるメラニン除去法

1. 歯科用レーザーの機能

歯科用 Nd：YAGレーザーは照射後の歯質に耐酸性を与え歯周治療にも使用でき，またメラニン除去術にも使用できる．

長田社製ライトサージ3000Vは，発振周波数810 nmの近赤外線域で，最高出力3Wの半導体レーザー装置であり，口腔軟組織疾患の外科手術，歯肉切除，歯肉息肉除去，歯冠周囲炎，小帯付着異常などの手術に用いられている．

レーザーには切開，蒸散，止血，凝固作用があるが，これをメラニン色素除去に応用する．メラニン色素沈着症（メラニン色素除去手術）に使用するファイバーチップは，石英ファイバーQTC0.6-7で，パワー密度3W，照射速度0.5秒間隔で照射する．歯肉にチップを接触（点照射）し，表層歯肉を除去することが可能である[3]．

レーザーによる色素除去は，1回で確実に処置可能で，術中や直後も出血しない．しかし，歯周ポケットが深い場合やクラウンなどが装着されている場合には，歯肉が退縮しやすい傾向がある．術式は，表面麻酔のみで浸潤麻酔は行わないのが原則である．

浸潤麻酔すると歯肉深部までレーザーを過剰に照射し，歯肉退縮や骨への障害が懸念されるためである．レーザー照射すると少しチクチクする感じがある．

2. 半導体レーザーによるメラニン除去法

高出力半導体レーザーによるメラニン色素除去術は以下の手順で行う．

①オキシドール洗浄．乾燥，口唇部にワセリンを塗布．口角鉤を装着する

②術者，アシスタント，患者の目を眼鏡などで保護する

③キシロカインスプレーなどで表面麻酔を行い2分放置

④長田ライトサージ3000Vに石英ファイバー

QTC0.6-7を装着，パワー密度3Wにセット
⑤歯肉表面にチップ先端を接触させ照射速度0.5秒間隔で点照射する
⑥十分な水洗．患者には含嗽させる
⑦術後3日で上皮炭化部のみが剝離してくる．約7日で表皮が完成，2～3週後に剝離した歯肉は完全に再生する

3. 漂白とメラニン色素の除去を行った症例

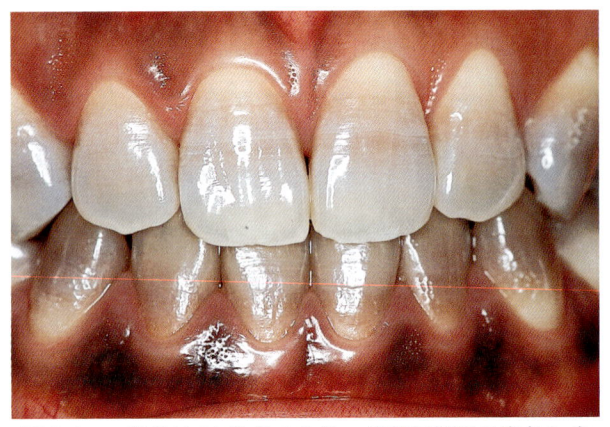

図6-8a 患者は30歳代の女性．前歯に帯状の変色と歯頸部の黄色みが見られた症例．数年前に他院で上顎の漂白を行っている．下顎前歯の色調と歯肉のメラニン色素沈着による審美障害を主訴にして来院．下顎は歯冠全体にグレー味の強い変色が認められ，上顎前歯同様に帯状の変色も認められる．口腔内清掃状態は良好である．患者は上顎の漂白状態をもう少し改善し，また下顎前歯の色調を上顎に合わせたい，濃いメラニン色素沈着が気になるのでこれの除去を希望していた．

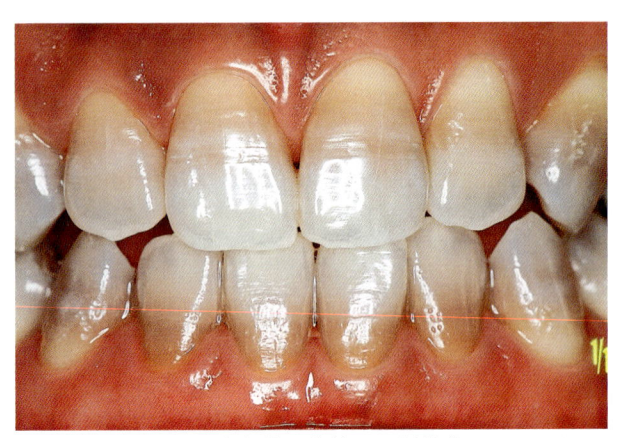

図6-8b 初診から半年後の状態．下顎前歯にNITEホワイト・エクセルによる漂白処置を4週間行い，スマイルラインから見える前歯の審美性は上顎と同程度に向上した．メラニン色素には高出力半導体レーザー(長田ライトサージ3000)を用いた．

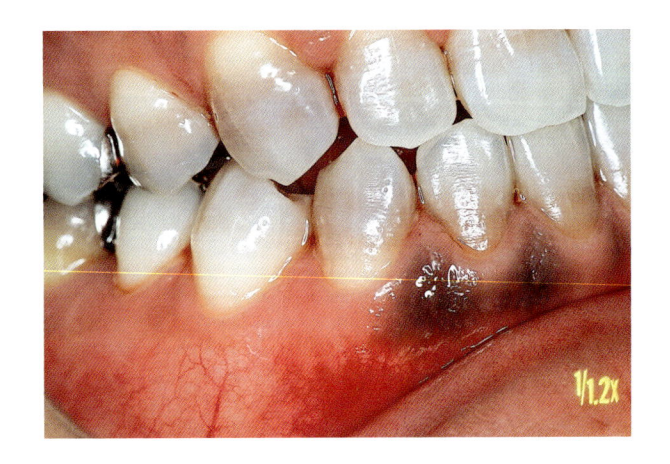

図6-8c メラニン色素除去法の術前．下顎左右側中切歯間，下顎右側中切歯と側切歯間，下顎右側側切歯と犬歯間の歯肉に存在するメラニン色素沈着がやや目立つので処置が必要であると判断した．

第6章 コンビネーション治療

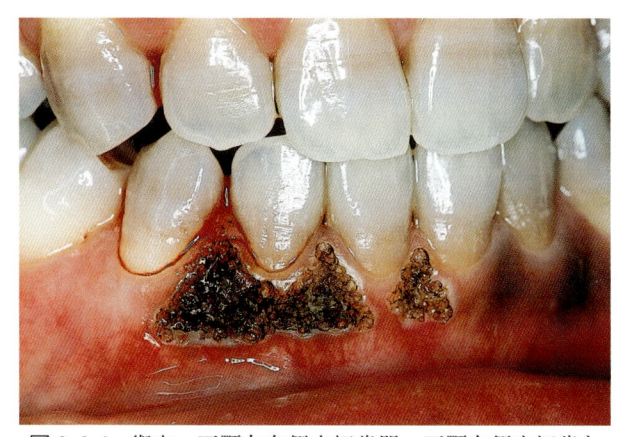

図6-8d 術中．下顎左右側中切歯間，下顎右側中切歯と側切歯間，下顎右側側切歯と犬歯間の歯肉に存在するメラニン色素沈着を除去している状態．レーザーによるメラニン除去では，局所浸潤麻酔は行わない．しかし，本症例で側切歯と犬歯間の歯間乳頭部からの出血は，患者が痛みに敏感で局所麻酔を行ったためである．この場合，メラニン沈着部の除去が深部に及びすぎる可能性があるので，細心の注意が必要である．術野を消毒後，表面麻酔を行った後に，さらに局所麻酔を行った．ライトサージ3000Vに，石英ファイバーを装着しパワー密度3W，照射速度0.5秒間隔でメラニン沈着部を除去した．

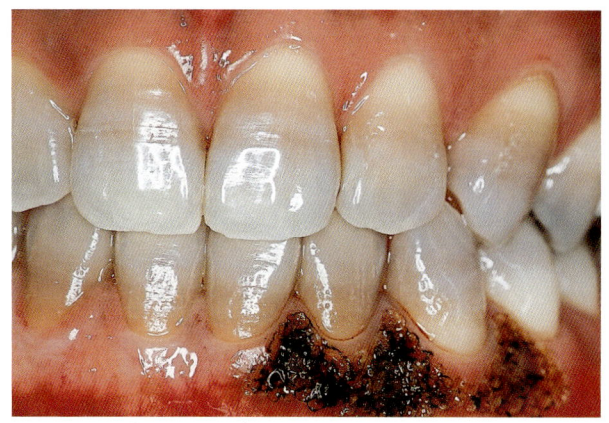

図6-8e 術中．下顎左側中切歯と側切歯間，下顎左側側切歯と犬歯間および下顎左側犬歯と第一小臼歯間の歯肉に存在するメラニン色素沈着を除去している状態．麻酔下ではレーザー照射チップは1ヵ所に留まらないように素早く移動し続ける．照射後，歯肉表面はやや炭化した状態になる．バキューム吸引を確実に行う．患者はチリチリした感じを受ける．

図6-8f 術後．下顎左側中切歯と側切歯間，下顎左側側切歯と犬歯間および下顎左側犬歯と第一小臼歯間の歯肉に存在するメラニン色素沈着が除去された状態．なおレーザーによるメラニン除去の症例は，土居隆博先生（医療法人：土居歯科クリニック）から提供していただいた．

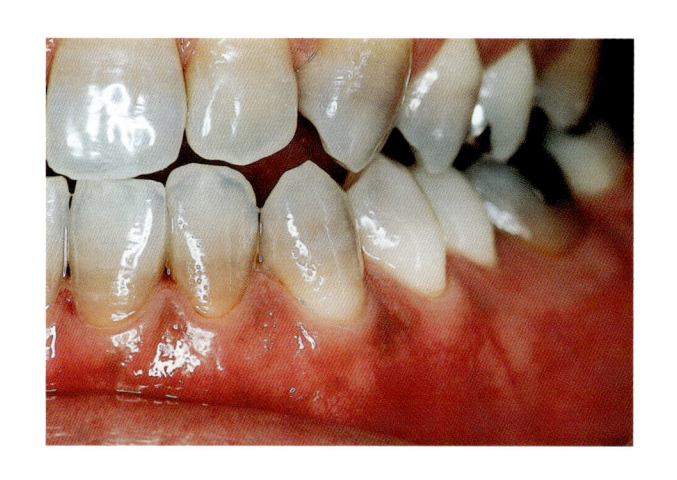

IX．オフィス／ホームブリーチを併用した症例

短期間に効果的な漂白を行う方法に，オフィス／ホームブリーチを併用する方法がある．これはDual Bleach法と呼ばれることがあるが，日本人には知覚過敏を起こしやすいという指摘もある．また，日本で認可されているNITEホワイト・エクセルには知覚過敏抑制成分が含まれていないことも，Dual Bleach法があまり日本で行われない理由であろう．

本方法は歯科医師にとっては，患者の状態を把握しながらオフィスブリーチを行い，ホームブリーチで漂白作用を促進できる．したがって，Dual Bleach法は短期間に効果の高い漂白を歯科医師の管理下において可能とする理想的な方法である．反面，患者側からは短期間で効果が高いのは利点だが，週に数回は歯科を受診し，家庭ではカスタムトレーを装着するわずらわしさがある．

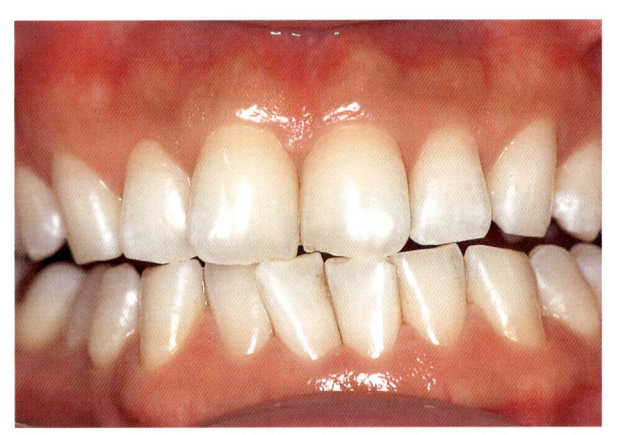

図6-9a　患者は25歳女性．上下顎の色調はA2〜A3程度であるが，もっと白くして欲しいことを主訴に来院．口腔内衛生状態は良好である．

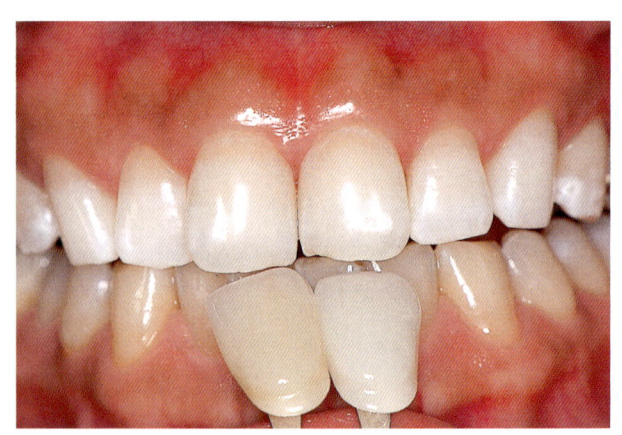

図6-9b　1週間で十分な明度の向上と黄色みの減少を達成した．犬歯の先端には弱い白斑が認められる．本症例の場合，やや「スースーする」という程度の知覚過敏が生じた．漂白期間中にはコーヒーの飲用を避けた．

X．歯列不正が著しい症例
1．交叉咬合の症例

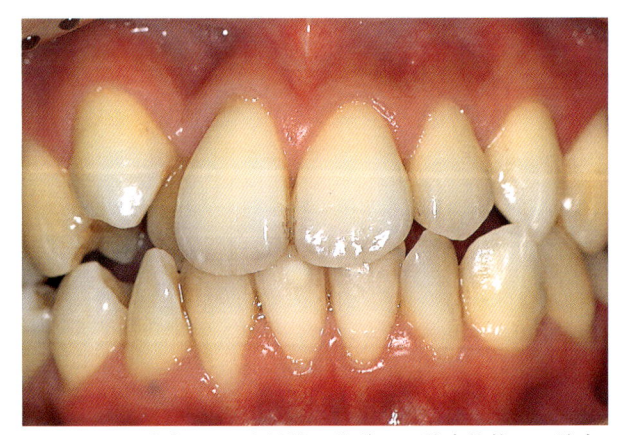

図6-10a　患者は33歳男性．術前の口腔内状態．口腔内衛生状態は比較的良好で上顎左側前歯部の歯列は正常であるが，下顎左側側切歯，犬歯は捻転し犬歯部は交叉咬合になっている．上顎右側側切歯は口蓋側に転移し正面からは部分的にしか見ることができない．術前の色調はA3であった．No Scallopedタイプのマージンのカスタムトレーを上下顎に作成し，6週間のNITEホワイト・エクセルによる漂白を行った．

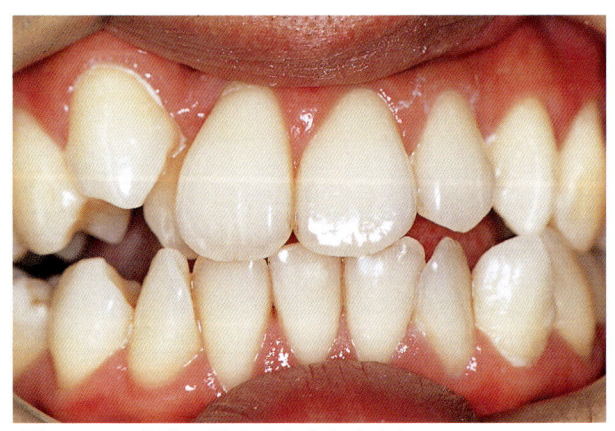

図6-10b　術後．明度はかなり向上し，VITA Classical Shadeの中で最も明るい色調のB1よりもさらに明度が高い状態となった．漂白法を行っていて興味深いのは同じ薬剤，同じ期間の漂白を行っても，詳細に観察すると左右の間に差が存在したり，中切歯と犬歯の色調が微妙に異なることである．なお，歯肉と歯の境界の白く見える部分は研磨剤が残留したものである．

2. 犬歯が唇側へ転移している症例

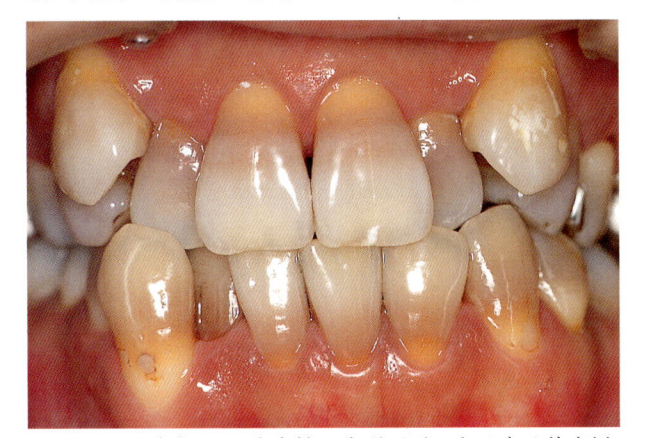

図6-10c　患者は24歳女性．歯列不正である点は前症例と似ているが，上顎左右犬側歯，下顎右側犬歯の唇側への著しい転移．歯頸部の黄色みの強い着色と，歯冠中央部にかけてグレー味の強い帯状の変色が認められる．下顎右側犬歯には褐線の生じたレジン充填がある．歯冠中央の色調はC4に近い色だったが，該当する既製のシェードは存在しない．患者は症例IXの場合と同様に，歯を原因とするコンプレックスを少しでも減らすために漂白法を希望した．NITEホワイト・エクセルによる漂白を説明し印象採得した．トレーはNo Scallopedマージンのカスタムトレーを製作したが，EVAシートの弾力性のために適合状態はまずまずであった．

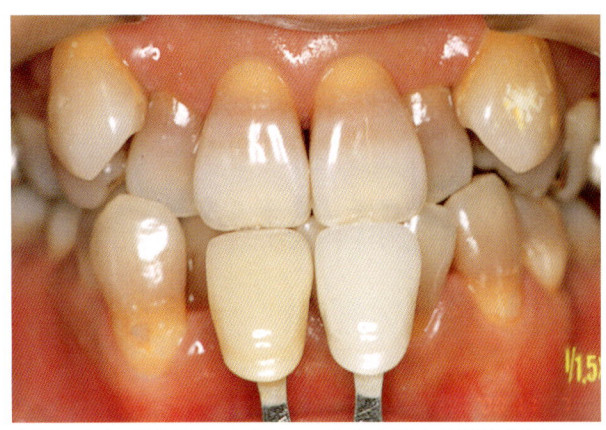

図6-10d　NITEホワイト・エクセルによる漂白終了3ヵ月後の状態．図中のシェードガイドは左がA3，右はB1である．歯冠の色調はB1とA1の中間くらいになり，歯頸部の黄色みも若干減少した．知覚過敏の発生が懸念されたが，まったくなかったそうである．

XI. 前歯部の補綴も考慮する症例

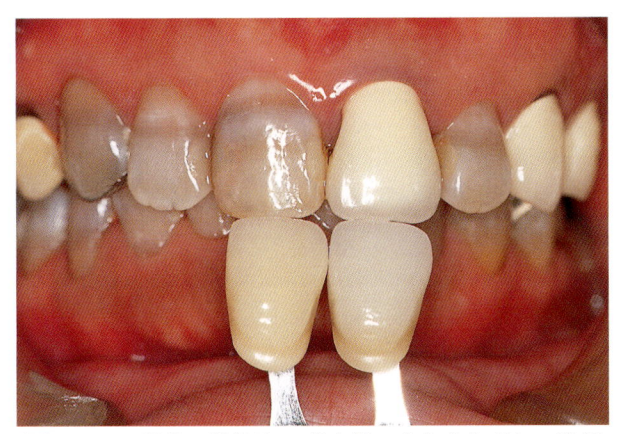

図6-11a　術前．患者は26歳女性．もともとグレー味があり帯状の変色も見られる前歯部であったが，他院にて上顎左側中切歯，犬歯，第一小臼歯，そして上顎右側第一小臼歯にクラウンが装着してある．このクラウンの色調はA3程度だが，まったく周囲の歯の色調を無視したもので違和感が強く患者は「もっと何とかならないか」を主訴に来院した．漂白法というものがあるが，色調はクラウンに合わせることは不可能なことを説明した．患者はそれでも少しでも白くなれば満足するというので，NITEホワイト・エクセルによる漂白を2週間行った．

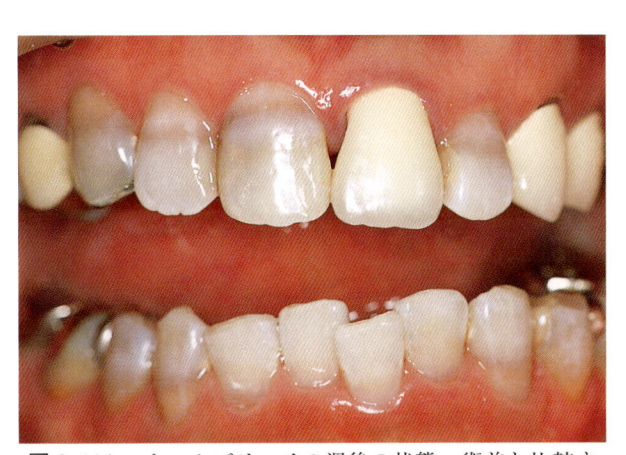

図6-11b　ホームブリーチ2週後の状態．術前と比較すると歯の明度は上がっているが，このような症例の場合ブリーチより前歯部の全面的な再補綴が審美性回復の最短コースである．

XII. テトラサイクリン変色と広範なレジン修復がある症例

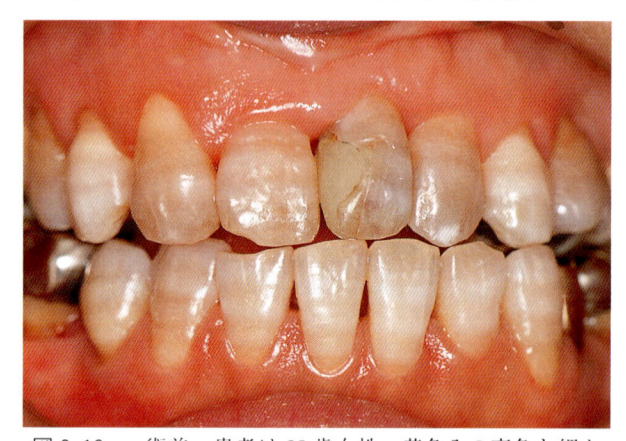

図6-12a 術前．患者は28歳女性．黄色みの変色と細かい帯状の変色が前歯部に認められる．テトラサイクリン抗菌薬による変色を疑うが，患者は幼少時に体が弱く薬を飲んだという記憶はないという．上顎左側中切歯は失活しており，近心面唇側面にレジン充塡がある．漂白法を説明したところ，少しでも白くなればということで，NITE ホワイト・エクセルによる漂白を2週間行った．

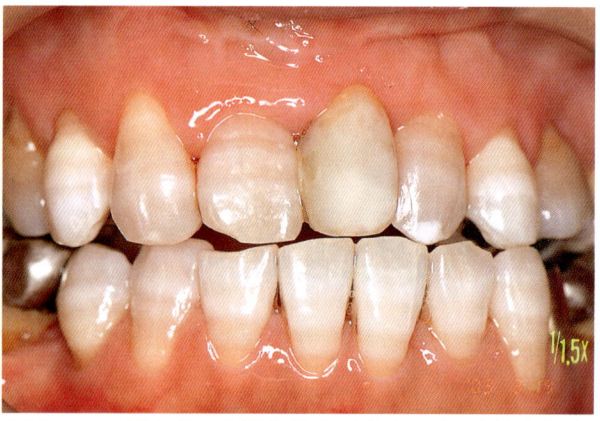

図6-12b 漂白後．上顎左側中切歯はレジンを除去したところ歯質が菲薄になったために，唇側を一時的に補強している．前歯部はホームブリーチ2週後の状態．術前と比較すると黄色みが減少し白さは上がっている．上顎左側前歯を周囲の歯と調和する形態と色調に補綴処置することになるが，自分の歯と同じような色と形を再現することに躊躇している．

XIII. 歯頸部にテトラサイクリン変色がある症例

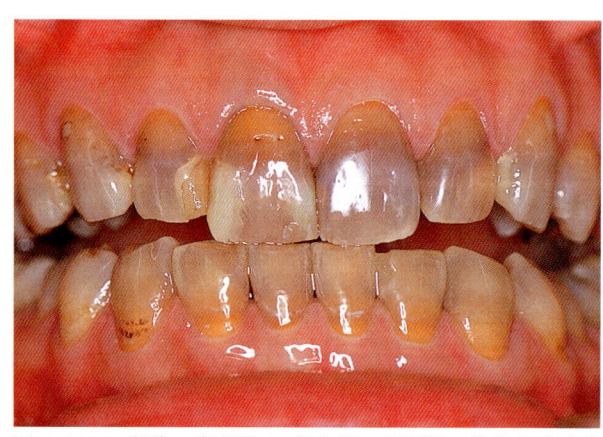

図6-13a 術前．患者は24歳女性．歯頸部の黄色みは重篤で，グレー味の強い変色が歯冠全体に広がっている．上顎右側中切歯と側切歯隣接面の広範なレジン充塡がなされ，左右中切歯間の隣接面にレジン充塡があるのが歯質を透過して見ることができる．下顎右側犬歯の歯頸部には初期齲蝕が認められる．色調はC4よりも濃いものであった．10％過酸化尿素を含むNITE ホワイト・エクセルによる漂白を2週間行った．

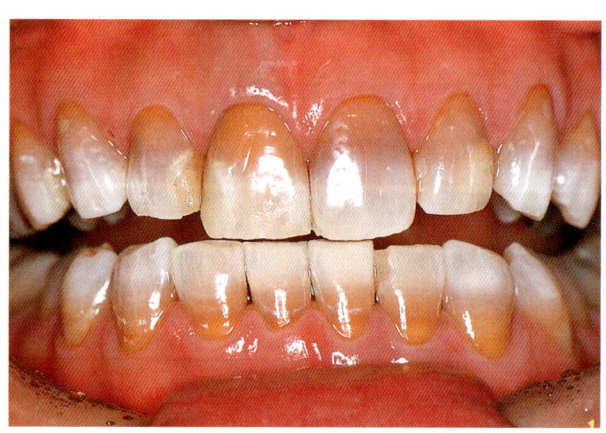

図6-13b 漂白後．明度はかなり向上し，術前には目立っていたレジンの色調不一致がやや解消されているが，再充塡の必要がある．患者はこの結果に大変満足したが，「歯頸部の色調も何とかならないか」と訴えている．

XIV. 臨床の現状から

　以上のように漂白法は，現実には歯列不正，歯周炎，齲蝕，歯冠修復などといった治療のごく一部を補うだけであることが理解できる．漂白法のみで審美性を回復できるのは，条件が整った場合のみで，実際には症例のような問題を持った患者から相談を受けることが多いのである．

　つまり，矯正治療や補綴処置にかかる費用や期間を考えると，患者が考えているように審美性を直ちに回復できるケースは少ないわけである．しかし，部分的に漂白法を適用することで補綴処置の色合わせで希望する色調に近づけることが可能になり，矯正治療を開始するきっかけになることもある．

　また漂白法の応用として症例XIIIのような歯頸部の変色や帯状の変色は，漂白をきわめて長期間行うことにより改善できたという報告があり，このような広範な充塡物があった場合でも[10]ブリーチングシェードのコンポジットレジンの精密な応用や，帯状の変色に対しても漂白法を長期間にわたり継続する方法，さらに従来からの補綴的な方法を応用することが考えられ，漂白により審美歯科の選択肢は著しく拡大したといえるだろう．

　歯科医師にとっても，変色症例に対応する手法を適用する臨床術式を身につけると同時に，他科との連携を考える処置であるとの理解が必要である．今後はほかの専門領域とも連携しながら，漂白法を臨床に取り入れることが重要になろう．

参考文献

1. Goldstein, R.E., Garber, D. A.: Complete Dental Bleaching, Quintessence Publishing, Chicago, 1995.
2. Haywood, V.B., Heymann, H.O.: Night guard vital bleaching, Quintessence Int, 20, 173～178, 1989.
3. 於保孝彦，森岡俊夫：歯肉メラニン除去への応用．ザ・クインテッセンス別冊レーザーの歯科への臨床応用とその基礎，104～108，1988.
4. 河原英雄：咬合崩壊の修復処置と顔貌の変化．ザ・クインテッセンス別冊デンタルエステティック顔貌を考える，クインテッセンス出版，172～184，1992.
5. 清寺　真，色素のはなし-メラニンを中心に-．歯界展望，35(1)，55～59，1970.
6. 長谷川明，岡本秀生：Phenol-Alcohol法による歯肉部メラニン色素除去法．歯界展望，42(5)，673～676，1973.
7. 石橋秀夫，Phenol-Alcohol法によるメラニン色素除去．ザ・クインテッセンス，7(1)，108～116，1988.
8. 石橋秀夫：歯肉の汚れの回復-化学療法によるメラニン色素除去-．ザ・クインテッセンス別冊デンタルエステティック　パートIII，美の基準とMSKの分類，84～97，1994.
9. Hara, A.T., Andre,L. Freire Pimenta, Nonvital tooth bleaching, A 2-year case report. Quintessence Int. 30(11), 1999.
10. Leonard, R.H, Haywood, V.B., Caplan, D.J., Tart,N.D.: Nightguard Vital bleaching of tetracycline-stained teeth : 90 months post treatment. J Esthet and Restorative dentistry, 142～152, 15(3), 2003.

第7章

第二世代の漂白剤

はじめに

5 mm 角程度のガーゼに 35％過酸化水素を浸し，エナメル質面に乗せ，写真用フラッドランプ（写真撮影用電灯）の光を照射する従来のオフィスブリーチ法と比べると，使用直前に液と粉を混ぜて適切な稠度として歯面に塗布し，これにコンポジットレジン重合用照射器で光を当てる松風ハイライト（アメリカで 1991 年，日本では 1998 年発売）は画期的であり，時間と手間がかかる割には，不十分な効果しか得られなかった従来の方法に満足していなかった臨床家から高く評価された．

また松風ハイライトは粉末に漂白を助ける助触媒（オキソン）を含み，ギネアグリーンにより練和直後，漂白の作用中，漂白終了を明示させる点は取り扱いを容易にしたのみならず，特殊な光照射器を使用しない点も漂白法の導入を容易にし，それ以降のオフィスブリーチの基本となった製品である．

その後，アメリカでは第二世代のオフィスブリーチ剤が臨床に用いられている．本章ではこれらのオフィスブリーチ剤と照射器を紹介し，漂白効果，pH の変化，操作性を松風ハイライトと比較する．また日本で開発中の漂白剤についても言及する．

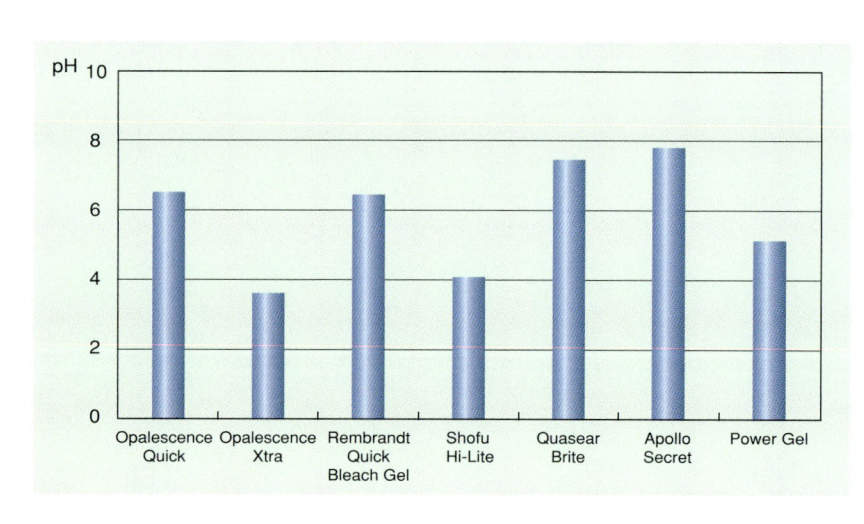

図 7-1　各種オフィスブリーチ剤の pH．

第7章 第二世代の漂白剤

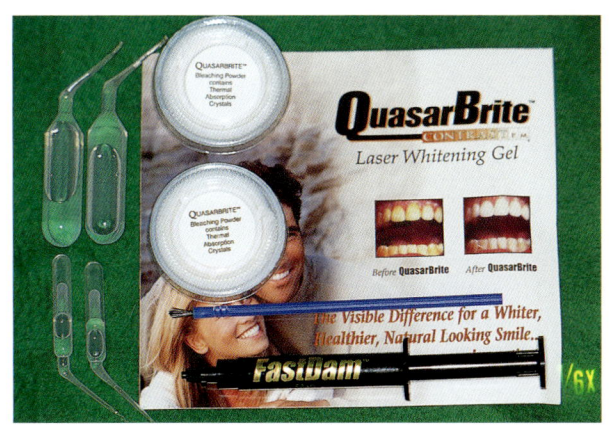

図7-2 第二世代のオフィスブリーチ剤 Quasar Brite. 液が2種類. 粉末を混ぜる.

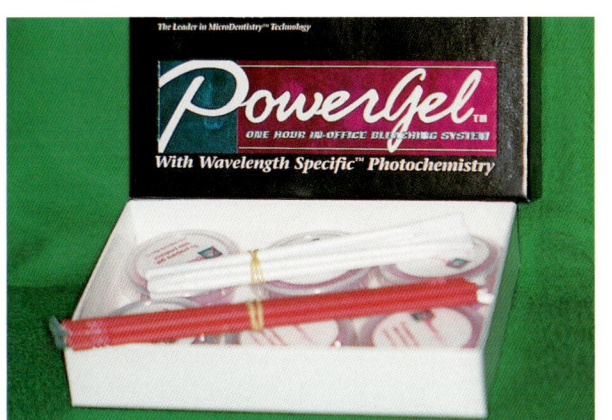

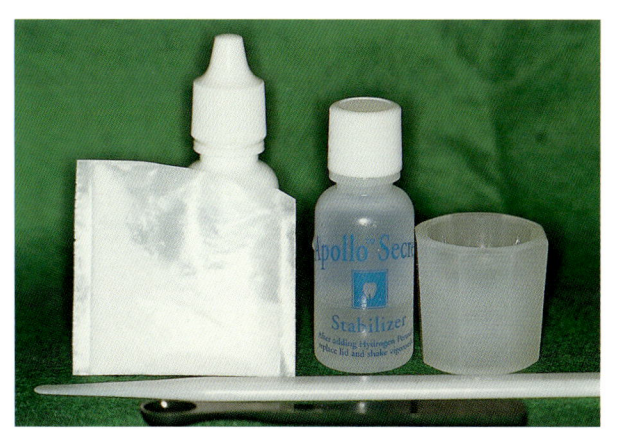

図7-3 Apollo Secret. 粉末と液体二種を混合して使用する.

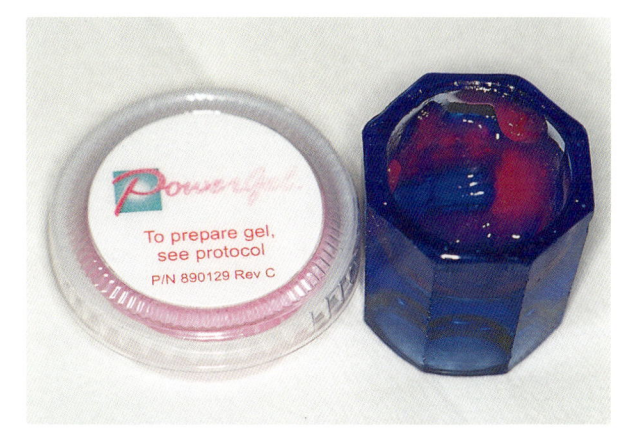

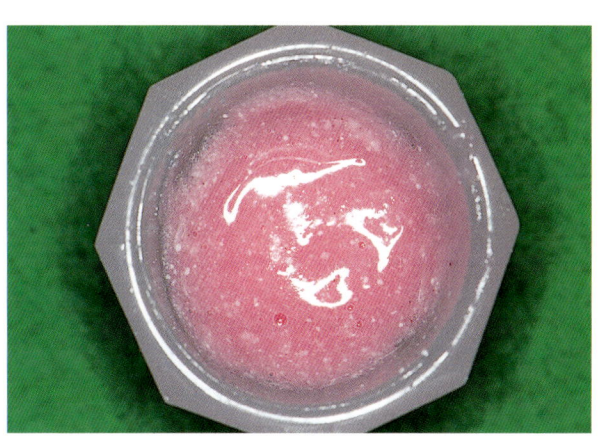

図7-4 Power Gel. この製品は粉末のみが認可されたが, 過酸化水素は使用者側が用意する.
図7-5 Power Gel を練和した状態. 練和後の色はピンク, 時間が経過しても変化しない. 粘性のあるゲル状.
図7-6 Quasar Brite を練和後の状態. 練和後の色は白色の顆粒を含むピンク, 時間が経過しても変化しない.

I. 薬剤と光照射

1. Laser Bleaching Agent : Quasar Brite

pHが6〜7程度で, レーザーやキセノンランプなどの強力な光源により漂白を行い, ホームブリーチ剤と併用するものを, 第二世代のオフィスブリーチ剤と呼ぶことがある. 図7-1に各種オフィスブリーチ剤のpHを示す. 松風ハイライトの漂白用ペーストの水素イオン濃度pHは約4であるのに比べ, Quasar Brite や Apollo Secret の漂白用ペーストのpHは7〜8である. Opalescence Quick, Rembrandt Quick Bleach Gel もpH6を超えている.

図7-2に Quasar Brite, 図7-3に Apollo Secret, 図7-4に Power Gel を示す. 図7-5は Power Gel を練和した状態. 図7-6は Quasar Brite を練和した状態で, 練和後の色はどちらもピンクで Power

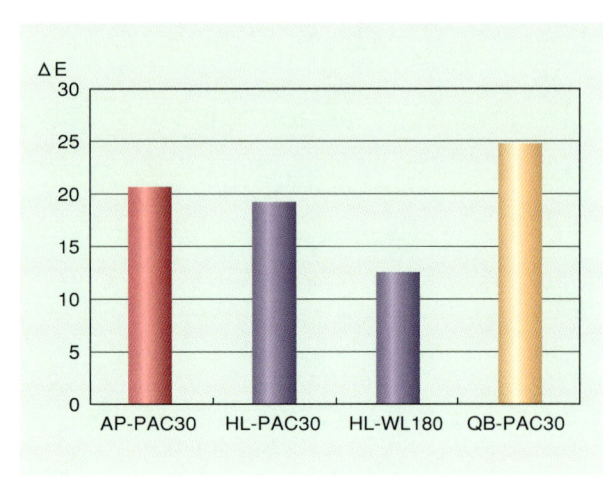

図7-7 ウシ前歯を第二世代の漂白剤を用いて漂白した色差変化Δ.

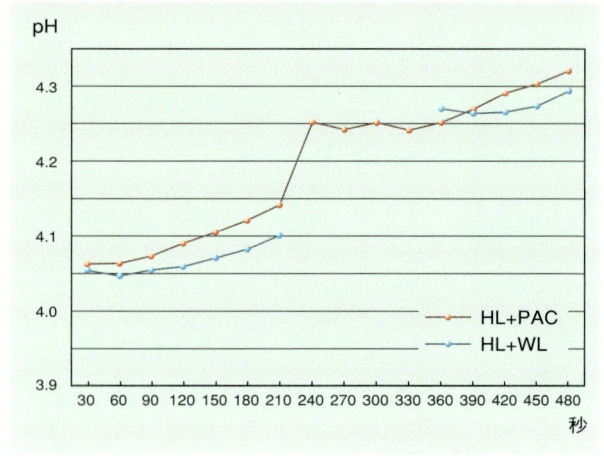

図7-8 ハイライトにPACあるいはWLで光照射した場合のpH変化.

Gelは糊様のやや粘稠性を有するゲル状，Quaser Briteは白い顆粒が残った状態となる．使用直前に練和するが，ハイライトのように時間が経過しても色は変化しない．

アメリカにおける第二世代のオフィスブリーチ剤には，ハロゲンランプより強い光線を用いるLaser Bleaching Agent，Quasar Brite(Inter Dent社)，キセノンランプで光照射するApollo Secret In-Office Tooth Whitening (Dental/Medical Diagnostic Systems社)が短時間で漂白効果が高いとして「gas plasma activated peroxide whitening」と呼ばれ使用されている．15％過酸化水素とキセノンランプ光を応用するBrite Smileなども第二世代とされる．

Quasar Briteは苛性ソーダ(KOH)の液(pH 13.5)，Apollo SecretはStabilizer(pH7.4)と粉末によりpHの調整をしている．pHが塩基性に近いほうが，漂白に有効な「・OHラジカル(ヒドロキシラジカル)」がより多く発生し，漂白効果は高いとしている．

2．第二世代オフィスブリーチ剤の漂白効果

図7-7に，ウシ下顎前歯を0.5％塩基性フクシンに4日間浸漬して作成した実験室的な人工変色歯を，3種の漂白剤で漂白した結果を示す．縦軸に色差ΔEを示し，横軸は使用した漂白剤と光照射方法である．漂白剤は松風ハイライト，Quasar Brite，Apollo Secretである．照射器は，ハロゲンランプ(WL)(照射器：タカラベルモント社，Wite Lite，光量＝300 mW/cm^2)キセノンランプ(PAC)はPlazma Arc Curing System(American Dental Technologies社，光量＝1,400 mW/cm^2)を使用した．

図7-7の略号の，AP-PAC 30はApollo SecretにキセノンランプPACを30秒照射したもの，HL-PAC 30は，ハイライトにPACで30秒照射．HL-WL 180はハイライトにWhite Liteで180秒間光照射したもの．QB-PAC 30はQuasar BriteにPACを30秒間照射したものである．図7-7から，ハロゲンランプ180秒照射のハイライトでΔEが12.5程度であるのに比べ，同じハイライトでもキセノンランプ30秒照射でΔE 19となり，短時間で高い色差ΔEを示した．これはApollo SecretにPAC 30秒と同程度であった．

またQuasar Briteにキセノンランプを30秒照射すると，色差ΔEが約24と大きな色調変化を示した．このことから，松風ハイライトに1,200 mW以上の光量を持つキセノン光を照射すると，実験室的には短時間で効果的な漂白が可能なことが示された．なお，色差ΔEの値が大きいのは塩基性フクシンを用いた人工変色歯を用いたためと考えられた．

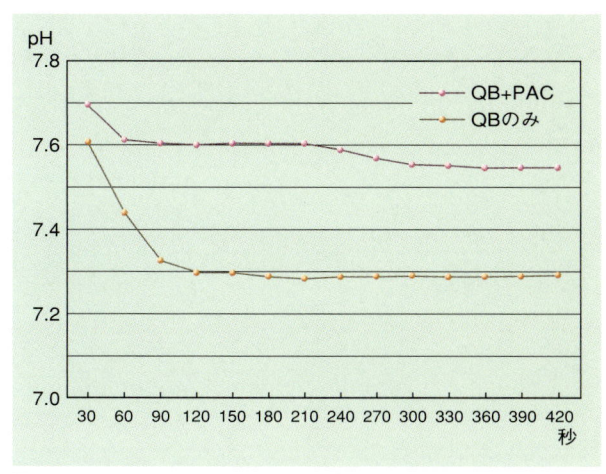

図7-9 Quasar Brite に PAC 照射する場合としない場合のpH変化.

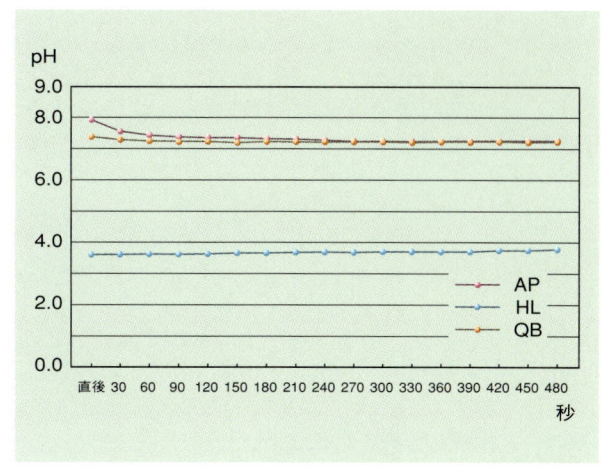

図7-10 オフィスブリーチ剤のpH変化.

3. 光照射中のpH変化

図7-8に松風ハイライトペーストに，ハロゲンランプ照射器(Wite Lite)で3分間光照射した場合と，キセノンランプ照射器(PAC)で30秒間光照射した場合のpH変化を示す．縦軸はpHの変化．横軸は30秒ごとの時間を示している．光照射は練和後210秒経過した時点から行ったが，White Liteでは3分間行ったためこの間のpH測定が中断している．PACは練和後210秒から30秒間の照射をした．

図7-8から読み取れるように，Wite Liteの場合は，pH値は光照射前の4.1から照射後の4.27まで上昇し，反応がさらに進むと4.29まで上昇した．PACでは，30秒の照射前後で4.14から4.25に急速に増加し，4.31となった．結果的に，ハイライトに大光量のキセノンランプ(PAC)を使用しても，ハロゲライト(Wite Lite)を使用しても，練和後30秒のpH4.05から480秒後の約4.3まで，同様なpH変化を示し，光源の種類によるpH変化の差はなかった．

4. 第二世代オフィスブリーチ剤の操作性

松風ハイライトは，液と粉末の混合のみで操作性が良く，反応状態が青緑色から白色への変化で示され，臨床的な使い勝手は良好である．Quasar BriteやApollo Secretは，キセノンランプあるいはレーザーの使用が前提であり，漂白効果は高いが，液が2種類あり，粉末の計量や混和操作はハイライトと比べると煩雑で，松風ハイライトと比較すると臨床的な操作性は劣っている．

Quasar Briteの粉末は密度が低くわずかな空気の動きでも飛散し計量が難しく，均質になりにくく練和には注意が必要である．Apollo Secretの酸化剤は35%過酸化水素水，Stabilizerは粘稠，透明な液体であるが，これらはシリンジで計量するように指示され臨床では扱いにくい．

Quasar BriteやApollo Secretは，オフィスブリーチ剤であるが，漂白効果をより高めるために，キットにはホームブリーチ剤のContrast P.M.あるいはApollo Secret Gelが付属しており診療室と家庭内での漂白法を併用するシステム(Dual Bleach System)でもある．

5. 第二世代オフィスブリーチ剤へのキセノン照射

図7-9はQuasar Briteにキセノン照射器PACで光照射した場合としない場合のpHの変化を調べたものである．縦軸に漂白用ペーストのpH変化，横軸に時間を取っている．練和後30秒でpHは約7.6〜7.7となり，光照射すると反応が進んでpHは7.5以上に保たれるが，光照射しないとpHは7.3程度まで低下した．実際にはpH7.3ではエナメル質

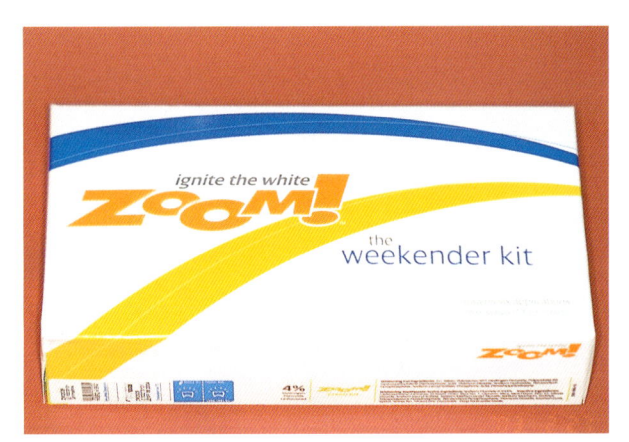

図7-11 Discus Zoom！Weekender Kit パッケージ．

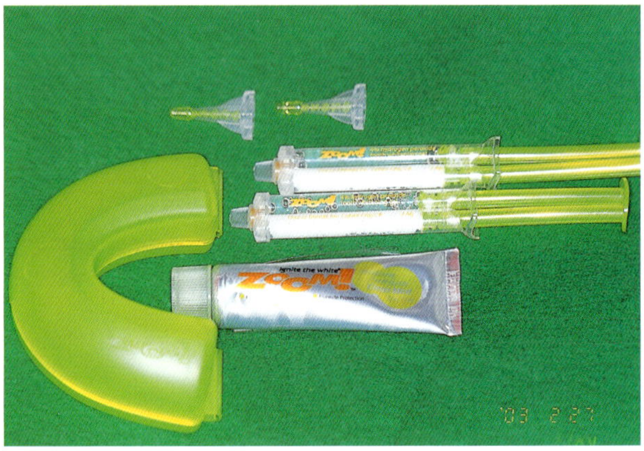

図7-12 Discus Zoom！Weekender Kit 内容．

は脱灰されず問題はないが，pHが高いほうがより有効な漂白が期待できるため，練和後速やかに光照射するという取り扱い方法を守るほうが良い結果を得られると考えられる．

図7-10に松風ハイライト，Quasar Brite，Apollo Secret の練和後のpH変化を示すが，図7-8と図7-9からも明らかなように，第一世代の松風ハイライトは練和後のpH4から反応が進行すると4.3程度まで上昇し，第二世代のQuasar BriteやApollo Secret は時間の経過とともに若干の減少を示す．

6．第二世代オフィスブリーチ剤の使用法

DMD社のApolloに関連し，Apollo 95 E/Apollo Elite はキセノンランプ照射器の名称，Apollo Secret は漂白剤の名称，Apollo Secret In-Office Tooth Whitening がオフィスブリーチ剤，Apollo Secret Personal がホームブリーチ剤である．

Apollo Secret In-Office Tooth Whitening Kit は，液2種と粉末1種から構成されている．Bottle 1（35％過酸化水素）とBottle2（stabilizer）を10秒間混合し，これをApollo Secret 粉末に注ぎ90秒間攪拌してピンク色の漂白用ゲルを作成する．

漂白用ペーストを漂白対象歯のエナメル質表面に，1〜2mmの厚さに塗布して，強力な光を発生する光照射器 Apollo 95 Eの照射チップを歯から6〜7mm離し，1歯当たり3秒間照射し，それを2回繰り返し，照射開始から10分間経つまで放置した後，水洗する．この操作をさらに2回行う．知覚過敏の発生が危惧される場合には，フッ化物を60秒間歯面に塗布する．

Inter Dent 社製のレーザー漂白剤 Quasar Brite は液2種と粉末1種から構成されている．使用法は，Quasar Brite の粉末に35％過酸化水素（大アンプル）を注入する．粉末には非常に微細なシリカが含まれているために，粉の成分が飛散しないよう注意しながらオレンジ色の Thermal Absorption Crystals（TAC）が均一に混ざるまで練和する必要がある．歯の上に塗布する直前に，Energizer アンプル（pH 13.5）2本をペーストに加える．淡いピンク色のQuasar Brite ペーストを，歯面に2〜3mmの厚さに塗布し，アルゴンレーザーを12mm程度の距離から左右にチップを動かしながら前歯に合計，30秒間照射するというものである．アルゴンレーザーの代わりにキセノンランプを光源とするPlazma Arc Light/Power PACを用いた場合には1歯1回当たり10秒間の光照射を3回行い，合計で1歯当たり30秒になるようにする．

光照射が終了した後は，少なくとも3分以上放置する．この操作によっての酸化作用がエナメル基質内にまで浸透するとされている．もし知覚過敏が生じた場合には，漂白操作を中断し，中性フッ化ナトリウムゲルをトレーに入れて，5分間装着する．

7. Jump Start 用のオフィスブリーチ剤

また，カスタムトレーを用いることから，ホームブリーチ剤と混同しやすいが，Discus Dental 社の White Speed は，15％の過酸化水素と25％の過酸化尿素を使用直前に練和（オートミキシング）して，トレー内に入れ，診療室のチェアーあるいは待合室で30分間装着し，漂白を行うオフィスブリーチ剤である．

ミキシング後の有効過酸化水素濃度は11.7％とされている．この方法は，Whitening（歯の漂白法）のジャンプスタートと呼ばれ，短時間に有効に漂白できることから，「漂白法を行うとこのように歯は白くなる」と言うモチベーションに用いられる．

8. Discus Zoom！

NITE ホワイト・エクセルの発売元である Discus Dental からは，口腔内を同時に照射できる照射器を装備したオフィス/ホームブリーチ剤「Zoom！」と言う製品が紹介されている．

Zoom！のキット内容は，光を防護するための Face bib（顔面保護用シート），光が口唇に影響を与えないように光防護用 30 SPF リップクリーム（Protective lip cream ＋30 SPF Sunblock・0.61 g）をキットに含み，さらに粘膜に漂白剤が付着した際に塗布するビタミン E オイル（0.43 g），知覚過敏を抑制する 1.3 g シリンジ入りの 1.1％フッ化ナトリウムゲル，さらに歯肉保護用のデンタルダム 1.3 g シリンジなど，安全性に配慮した内容となっている．

「Zoom！」は練和時に25％過酸化水素相当の漂白剤で，歯肉保護と専用の照射器を用いた20分間のオフィスブリーチを3回繰り返し，6～10のシェード変化を特徴とする．さらにホームブリーチ用カスタムトレーを使用する Weekender Kit（ZOOM 4.0％過酸化水素）を1日5時間3日間継続使用するものである．

ホームブリーチ剤（Weekender Kit）の成分は，基剤（透明）に過酸化水素と増粘剤が含まれ，活性剤（白色）ナトリウム塩，キレート剤，酸化チタンがデュアルシリンジに入っており練和時に4％過酸化水素に相当する．フッ化物処置には，1.1％ Neutral Sodium Fluoride Gel（1.3 g シリンジ）を使用し，タッチアップには「1 Day White 2 "Z"」7.5％ Mint Touch Up Kit（4 g）ダブルシリンジ7.5％HP を使用する．

効果は十分に高いようだが適用法や使用法を誤ると，過酸化水素濃度が高く強い光線を短時間に照射するためトラブルを起こす可能性もある．図7-11に「Zoom！」のウィークエンドパッケージ，図7-12にキットの内容を示す．

9. Illumine Home/Office

Dentsply Detray GmBH からは，Illumine Home/Office という製品が発売されている．Illumine Home は15％過酸化尿素と5.4％過酸化水素を含むものと，10％過酸化尿素，3.6％過酸化水素のものがある．Illumine Office は混合前に30％過酸化水素，混合後は15％過酸化水素となる．

Illumine Office/Home の使用法は単独にオフィスブリーチ剤として，あるいはホームブリーチ剤として使用できる．当然 Dual Bleach にも使用できる．初回の漂白を Illumine Office で30分間行い患者に漂白のモチベーションを行う．ホームブリーチ用のトレーの使用法，薬剤の分量など理解してもらい，実際に漂白を診療室で行う．術前と術後の色の比較で，歯の明度が上がり，白くなるのを実感し，家庭では Illumine Home で漂白を行う．家庭用トレーはオフィス用よりもレザボアが小さいものとする．

10％，15％の各濃度の選択は知覚過敏の発生の可能性により判断する．短時間で効果的な漂白を希望し，知覚過敏発生の可能性が低い場合，あるいは発生しても対処できる場合は15％を使用する．ホームブリーチの期間は2週間程度である．

Illumine Office の成分はシリンジ A：30％過酸化水素 pH 3 で，シリンジ B：PVM/MA（methyl vinyl ether/maleic anhydride）-コポリマーと TiO_2 の粉末が含まれる．TiO_2 は，オペーク効果と適切に歯の表面に薬剤が接触していることを確認するために使用している．その他，ナトリウム塩，カルシウム塩

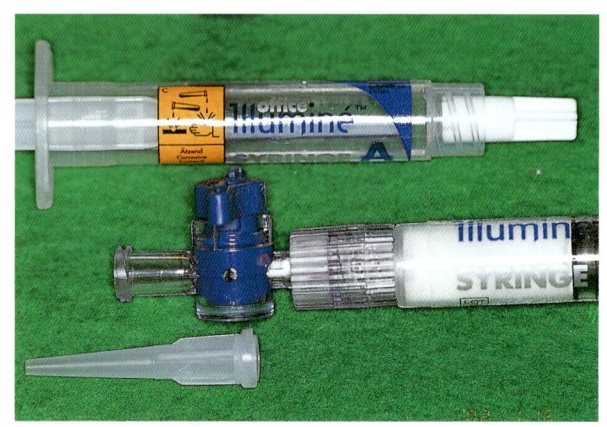

図7-13 Illumine Office のシリンジ，2本のシリンジをドッキングし，ピストンを交互に移動させてシリンジAとBの内容を混合する．

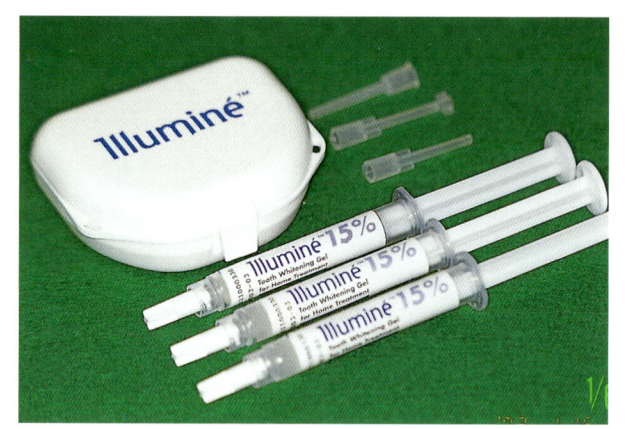

図7-14 Illumine Home 15％，ホームブリーチ剤，トレー用ケース．

を含み混合後のpHは5.6～5.9とされている．エナメル質表面に90分間作用させても電子顕微鏡的な変化はなしとされる．使用直前に混合すると硬化時間30～60秒でゴム状に固まり，歯面にのみ適用できるので歯肉への刺激がない．Illumine Officeでは，大きめのレザボアと厚めのシートによるトレーの製作を特徴とする．

図7-13にIllumine Officeを示す．2本のシリンジをドッキングしピストンを交互に移動させてシリンジAとBの内容を混合する．図7-14にIllumine Home 15％，ホームブリーチ剤，トレー用ケースを示す．

II. 日本における漂白剤の研究

1. 現状

歯の漂白は，美容やエステの分野と考える日本の歯科医師や監督官庁のもとでは，漂白剤が国内で開発される可能性は皆無ではないと考えられていた．

オフィスブリーチ剤の先駆けとなった，Shofu Hi-Lite（松風ハイライト）も，元来はベンチャー企業の技術を米国Shofuが買い取ったものであるといわれている．アメリカで発売され並行輸入や個人輸入の形で入手された漂白剤が臨床で使用され，その有用性，患者からの要望の強さなどから，日本でもオフィスブリーチ剤「松風ハイライト」とホームブリーチ剤「NITEホワイト・エクセル」が認可された．

しかし，進歩を続ける漂白剤の最新のものを使用できないもどかしさ，また重篤な変色には対処しきれない現状，歯科医療へ対する意識，漂白法がもたらす口腔内の衛生管理意識の変化などから，日本でも歯の漂白剤の開発が進められるようになった．

2. FAP漂白法

山岸らによって，30～35％の過酸化水素水とリン酸，フッ化ナトリウム，ハイドロキシアパタイト（あるいはアエロジル）を混合したペーストで漂白するFAP漂白法が紹介されている[1,2]．この漂白法は，HAP（ハイドロキシアパタイト，入手容易，安価）の前駆物質であるFAPを用い，エッチングと漂白を同時に行う．

すなわちエナメル質表面の脱灰・再石灰化を行い，同時に漂白剤を作用させる方法である．フッ化ナトリウムの添加で，ハイドロキシアパタイトが，フッ化アパタイトに変化するという．

また来院回数は最も多くて10回までとするオフィスブリーチ法であるが，光照射を行わず，歯面塗布後15分間放置する処置を一来院当たり2回行うものである．FAP漂白キットを購入し院内で漂白剤を調整する．過酸化水素濃度は，約24％，リン酸の濃度は約15％，フッ化ナトリウム濃度は約0.87％，TCP濃度は約12％である．

漂白後の研磨はエナメル質表面のFAP沈着が脱

落する可能性があるため，基本的には行わないが，エナメル質表面はFAPが沈着して比較的なめらかに見える．色の後戻りは，FAPが沈着して再石灰化するために起こりにくい．しかし，FAPが脱落すると2〜4年後に色の後戻りが起こる場合があるとされている．

3. FAP漂白法の利点

FAP漂白法の利点は次のことが挙げられている．

① 6ヵ月後でも，色の後戻りがほとんどない
② 光や熱を加える必要がなく臨床で使用しやすい
③ HAPよりも安価で入手しやすいTCPを使用している

いっぽう，FAP漂白法の課題点は，

① リン酸で脱灰すると，FAPとフッ化ナトリウムが歯面へどのように吸着しているか
② FAPが歯面に留まる期間
③ 白さはマスキング効果で，FAPの厚みと色調の関連が不明

リン酸で脱灰しながらフッ化ナトリウムを作用させ，さらに過酸化水素水が作用するFAP漂白法は，漂白に脱灰と再石灰化のプロセスを積極的に取り込んでいる．今後，FAP漂白法には臨床的な効果と安全性の検討と漂白メカニズムの解明が必要であろう．

4. 二酸化チタン光触媒漂白法

野浪らは二酸化チタンを触媒にし，低濃度の過酸化水素で，効果的な歯の漂白が可能であるという報告[3]を行っている．この方法は光触媒として二酸化チタン0.06 wt%，増粘剤としてケイ酸マグネシウムカルシウムを1.8 wt%加えたものに過酸化水素6 wt%を加えたものを用いる．この漂白剤を実験的に抜去歯に塗布し，波長400 nm（4,000 mW/cm^2）の光の5分間照射を1〜10回程度行うと，明るさL^*値は上昇，黄色みb^*値は減少，赤みa^*値はゼロに近づき，処置前と後の色差は8〜20になったとしている．

二酸化チタン漂白法はオフィスブリーチ法に分類されるが，過酸化水素の濃度が6%wtで安全性が高いことが特徴である．二酸化チタン（化学式TiO_2）は，チタン白と呼ばれる顔料に含まれ，着色力と隠蔽力の大きさが特徴である．塗料・印刷インク・絵具・化粧品，ゴムやプラスチックの着色などに用いるが，光触媒としても使用されている．

FAP漂白法や二酸化チタン漂白法は，日本で発案されたものであり，漂白効果，安全性の報告[4]がされている．これらはオフィスブリーチ法の範囲内での使用が想定されているが，今後，ホームブリーチ法と組み合わせた，より効果的で安全な術式の考案も期待したい．

参考文献

1. 菅原 香, 山岸一枝, 水野利枝子, 有田弘美：オルソリン酸，過酸化水素水，フッ化ナトリウム，リン酸三カルシウムの4成分混合ペーストを用いた生活歯の漂白，歯科審美, 9(2), 23, 159〜165, 1997.
2. 山岸一枝, 菅原 香, 高水正明, 河野 篤, 松山公寿, 鈴木 喬：オルソリン酸，過酸化水素水およびハイドロキシアパタイト混合物を用いた生活歯の漂白，歯科審美, 7, 210〜212, 1995.
3. 野浪 亨, 埣田博史, 石橋浩造, 石橋卓郎：二酸化チタン光触媒による変色歯牙漂白．歯材器, 19, Special Issue 35, 113, 2000.
4. 新井 宏, 可視光作動型チタニア（TiO_2）光触媒ー過酸化水素水を用いた変色歯のホワイトニングに関するモデル研究, 歯材器, 21(特39), 108, 2002.

第 8 章

色の後戻りとメインテナンス，安全性

はじめに

本章では，漂白後の色の後戻りと効果を持続させるための注意点および安全性について述べる．

I．色の後戻り，直後から数ヵ月

歯の色の後戻りには，漂白直後から数ヵ月単位の後戻りと年単位の後戻りがある．

表 8-1，図 8-1 は，昭和大学歯学部と日本大学歯学部で行った「NITE ホワイト・エクセル」の治験データの一部である[1]．この治験は NITE ホワイト・エクセルを毎日 5 時間，14 日間使用し，トレー装着時間数は，のべ 70 時間であった．同治験は両大学で 68 症例に対して行われた．症例の中には Feinman 分類で F3 程度の困難な症例も含まれていた．

選択した 7 症例の色差 ΔE は，上顎前歯の歯冠中央部のやや歯肉側よりを計測したものである．色差 ΔE は前歯部 6 歯の平均である．測色値とシェード

表 8-1　NITE ホワイト・エクセルを使用した患者 7 名の術前，漂白後，3 ヵ月後の Lab 値，色差 ΔE，シェードの変化

患　者	期　間	L	a	b	色差 ΔE	シェード（　）
症例 12	術前	63.1	2.5	21.1	—	B3
女性	漂白後	68.9	−0.6	13.3	10.1	B2(3)
28 歳	3 ヵ月後	64.4	1.7	20.8	3.0	C2(7)
症例 22	術前	58.0	8.7	28.7	—	C4
女性	漂白後	65.4	3.4	20.0	12.7	D3(10)
20 歳	3 ヵ月後	59.7	5.1	20.3	13.9	D3(10)
症例 27	術前	66.7	3.2	23.1	—	D2
女性	漂白後	62.8	0.0	13.9	10.7	B1(1)
13 歳	3 ヵ月後	64.0	1.1	17.5	2.0	B1(1)
症例 51	術前	52.5	3.2	19.7	—	C3
男性	漂白後	60.3	1.1	16.2	10.3	A2(5)
60 歳	3 ヵ月後	53.6	2.0	17.6	3.1	C2(7)
症例 53	術前	59.1	4.0	25.0	—	B4
男性	漂白後	66.9	0.6	16.8	12.3	A1(2)
24 歳	3 ヵ月後	63.1	1.1	19.2	8.8	A2(5)
症例 60	術前	58.7	5.0	21.9	—	C3
女性	漂白後	63.0	1.6	16.6	11.9	C1(6)
31 歳	3 ヵ月後	58.6	2.0	16.9	7.9	C1(6)
症例 71	術前	54.3	2.2	17.6	—	C4
女性	漂白後	60.6	−0.2	12.4	10.5	C3(2)
29 歳	3 ヵ月後	57.2	1.7	13.2	7.3	C2(9)

シェードの（　）は明度改善 Step．

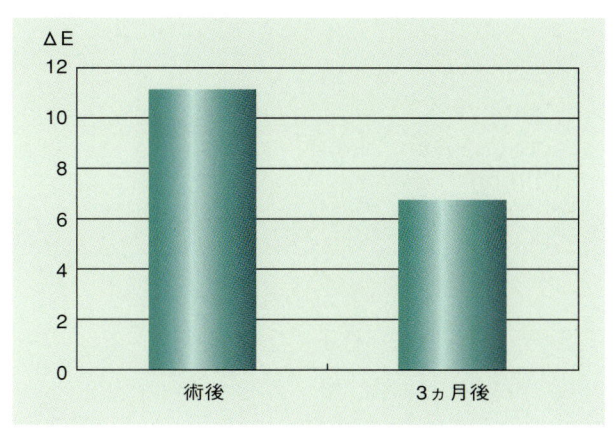

図8-1 NITEホワイト・エクセルを用いた直後と3ヵ月後の色差ΔEの変化.

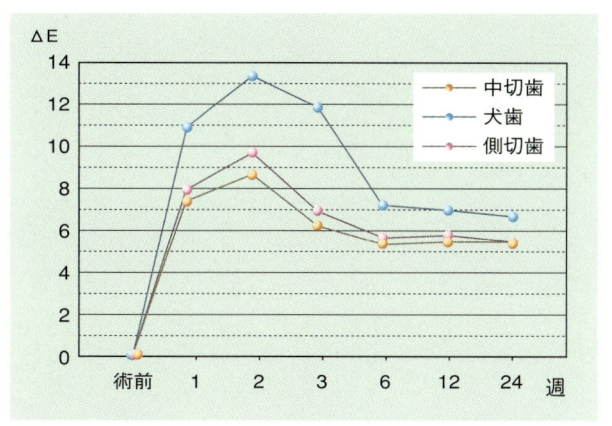

図8-2 術前〜24週におけるホームブリーチによる色差ΔEの変化(参考文献2より引用・改変).

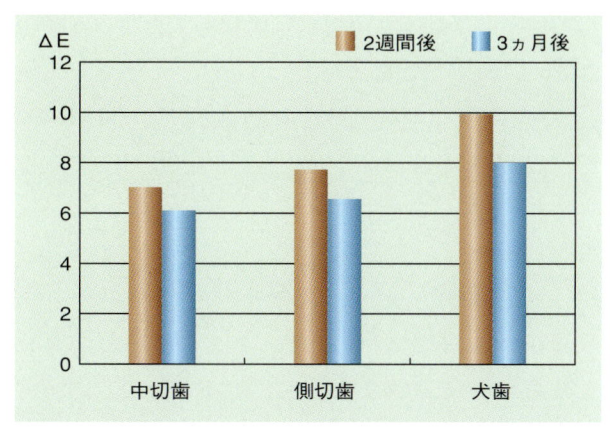

図8-3 2週後と3ヵ月後の歯種別の色差変化(参考文献1より引用・改変).

ガイドによる視感比色の差は,視感比色では,左右どちらかの中切歯の色調で判定したことによる差の影響と思われた.

興味深いのは,症例12,27,51のように直後のΔEは10以上でも3ヵ月後には2〜3へと下がってしまうものがある.いっぽう症例22のようにやや上るもの(誤差と思われる)や,直後にΔE10とかなり改善されても,3ヵ月後にはほとんど戻るケースもある.また下がっても7以上を保つ症例もある.

II．全体の色調,直後と3ヵ月後

図8-1(表8-1の症例)のように漂白70時間(14日間)で,直後の平均色差ΔEは11.2を示したが,3ヵ月後には6.7となった.これは患者側から見ると,歯の色がいったんは白くなったが,また戻ったと感じる.しかし,数値的には3ヵ月後でも術前より6以上大きい値ならば,この時点で追加漂白を行うことはまれである.

漂白効果に関しては,「著効」が35%,「有効」が46%となり,高い有効性を示した.安全性と有効性から判定する有用性評価では,「きわめて有用」が27%,「有用」が71%となり,有用性は合計で98%となった.

68症例の色差ΔEの平均値では,NITEホワイト・エクセルを毎日5時間(現在の使用説明書とは異なる)を2週間使用して,直後でΔEは8.3となった.色の後戻りでは,3ヵ月後のΔEが7.0となり,肉眼的にも漂白効果が維持されていた.

個々の症例では68症例中ΔEが5以下と効果が少ないものが11症例,3ヵ月後で色差が5以下となったのは20症例であった.これはNITEホワイト・エクセルの効果が症例により大きく変動し,多くの症例に対してはきわめて有効だが,効果が少ないものもあることを示している[1].

III．歯種別,直後と3ヵ月後

図8-2は,Matisら[2]がホームブリーチによる色調変化を,歯種別に測り検討したものである.色調変化の最も大きいのは,犬歯が2週目において13を超えたが,中切歯と側切歯は2週目で9前後である.漂白開始から6週目の犬歯は7より若干大きい程度,中側切歯は6よりやや低い値となり,その後はあまり変化していない.

図8-3に示す筆者らの報告[1]でもMatisらの報告と同じ傾向を示した.図8-3は縦軸が色差ΔEを示

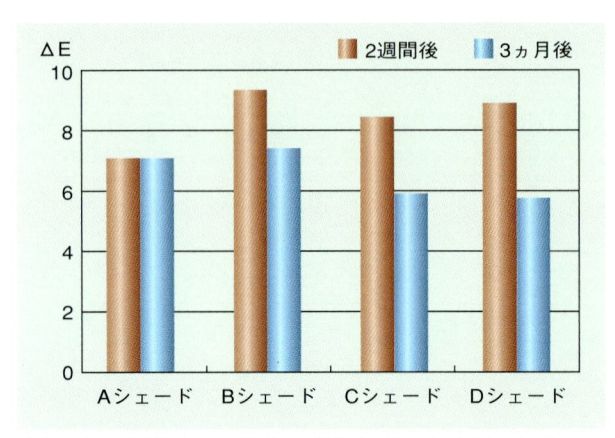

図8-4 2週後と3ヵ月後のVITA Classical Shade A～D系列の色差ΔEの変化. n = 68.

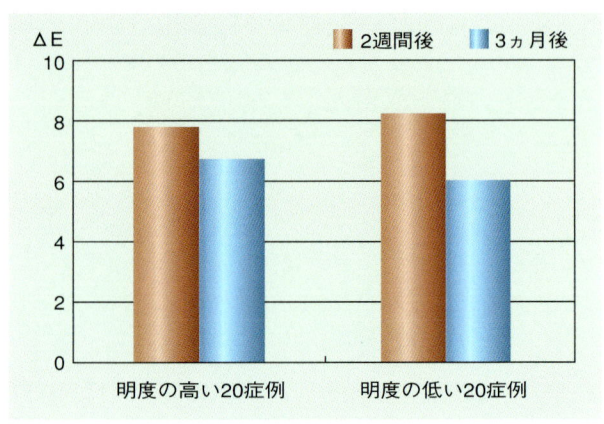

図8-5 術前明度が高い場合と低い場合の色差ΔEの変化. n = 40.

し，横軸に左側から中切歯，側切歯，犬歯の2週後と3ヵ月後の色差ΔEを示している．2週後で犬歯は10であったのに対し，中切歯は7.1，側切歯は7.7となった．また3ヵ月後も8.0，6.1，6.6となりMatisらの報告と同じ傾向を示している．

IV. 色調別，直後と3ヵ月後

図8-4はNITEホワイト・エクセルの色調変化を計測した68症例から，A，B，C，Dのシェード別に分類して漂白効果と後戻りの傾向を調べたものである．Bシェードが最も効果があり，CやDシェードも直後の効果は高いが，色の後戻りも大きい傾向が読み取れる．Aシェードでは色差ΔEが7で，3ヵ月後も変化せず後戻りがないことを示している．

図8-4から読み取れることは，術前がAシェードにおいて直後の漂白効果は，特に高くないが効果が安定している．しかしBシェードやCシェード，そしてDシェードにおいては3ヵ月後の後戻りが大きく，特にCやDシェードでは直後からの色差ΔEの減少が大きかった．このような症例の場合に臨床的に後戻りが大きい感じを持つのであろう[1].

V. 術前の明度と色の後戻り

図8-5は，術前に明度の高い20症例と，明度の低い20症例で直後と3ヵ月後の色差ΔEを示したものである．3ヵ月後の色の後戻りは明度が高いもののほうが，低いものよりも低い傾向を示している．つまり，術前の歯の色調が暗いほうが，後戻りが大

きいことを示している[1].

VI. 上下顎，男女，年齢の差

図8-6は，68症例を上顎と下顎に分けて直後と3ヵ月後で色差ΔEを検討したものである．漂白効果は下顎よりも上顎のほうが高く，3ヵ月後では同じ程度であった．図8-7は男女差を調べたものである．68症例中男性が19名，女性が49名であったが，後戻りの傾向は女性がやや大きいようである．これは男女の術前明度やA～Dシェードなどを考慮に入れておらず，あくまでも傾向として捉えているものであり，統計的にも後戻りに関して差はない．

図8-8は年齢別に階層に分けて直後の色差ΔEと3ヵ月後の色差ΔEを検討したものである．患者の年齢を25歳未満，25～30歳まで，30歳以上と大まかに3分割した．最も多かったのは25～30歳までであった．この年代が最も後戻りが少ない傾向を示したが，これも統計的には差はなかった[1].

VII. 色の後戻り，数年後

漂白後3ヵ月で色差ΔEが6程度にまで下がった後は，被漂白歯の色調はどうなるのだろうか．図8-9にNITEホワイト・エクセル2週間適用の68症例のうちフォローアップできた8症例に対して，1年後と2年後の色差ΔEを示す．

術直後と3ヵ月後の色差ΔEは68症例の平均のものとは異なっている．図8-9からは2年後でも色差ΔEは6程度を維持しており，漂白後2～3年は，

第8章　色の後戻りとメインテナンス，安全性

図8-6　2週後と3ヵ月後の上下顎と色差ΔE
図8-7　2週後と3ヵ月後の男女差と色差ΔE
図8-8　2週後と3ヵ月後の年齢と色差ΔE

図8-9　2年後までの長期観察の色差変化．

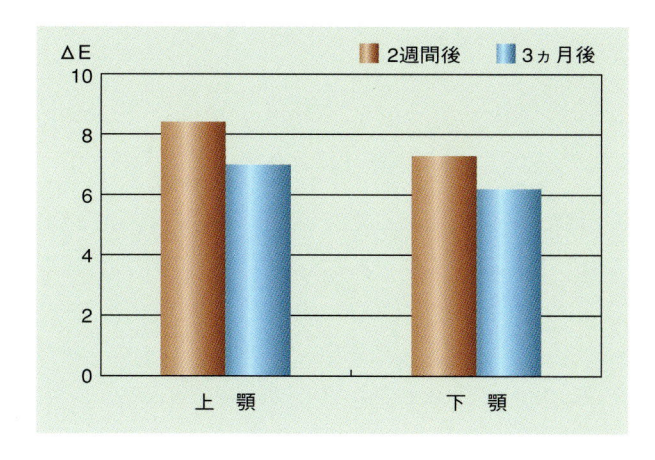

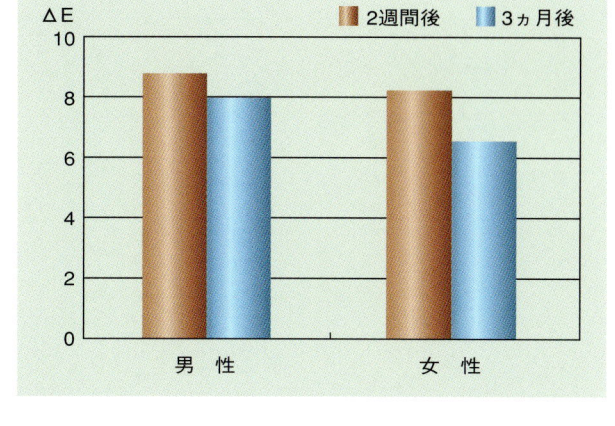

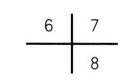

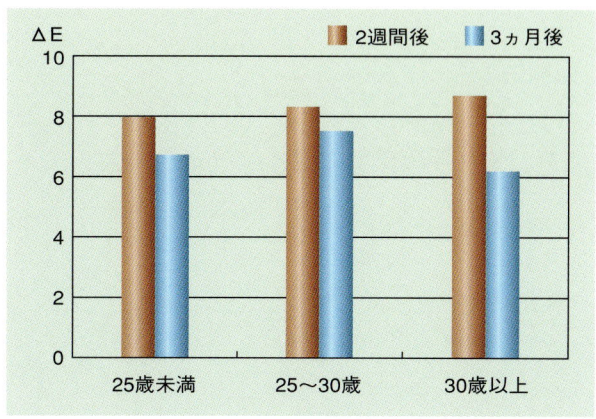

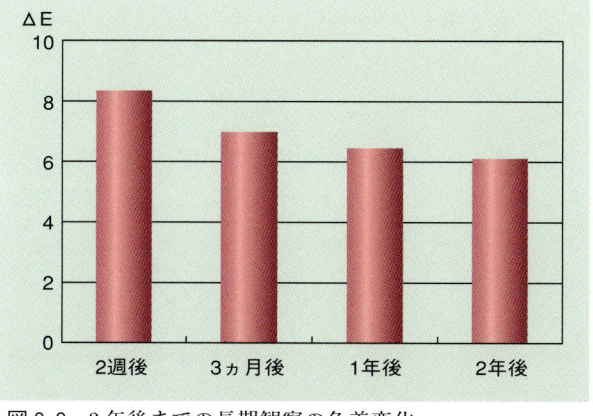

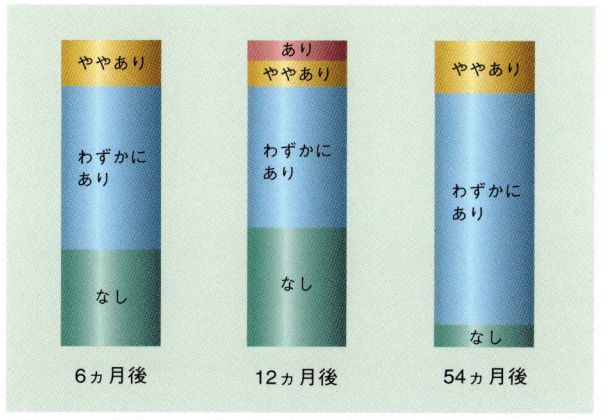

図8-10　患者による色の後戻りの自覚(参考文献3より引用・改変)．

漂白効果が維持できるという臨床の結果と一致している．NITEホワイト・エクセルを2週間適用しただけでも，2年を超えて漂白された状態が維持されることから，漂白処置期間を4週や6週に延ばせばさらに，この漂白状態が維持される確率は高くなると推察される．

図8-10は，Leonardらによる報告である[3]．これはホームブリーチを6ヵ月間継続して行い，その後の色調変化について，患者からのアンケートを集計・分析し，後戻りを検討したものである．色調変化は，「あり」「ややあり」「わずかにあり」「なし」の4段階で質問している．12ヵ月後に「色調変化あり」が自覚されたのは，この時期に色差ΔEは下がる傾向が強く色調変化があり，後戻りしたと感じたのであろう．54ヵ月後には「わずかに変化した」を含めると，ほとんどが何らかの後戻りを感じていること

103

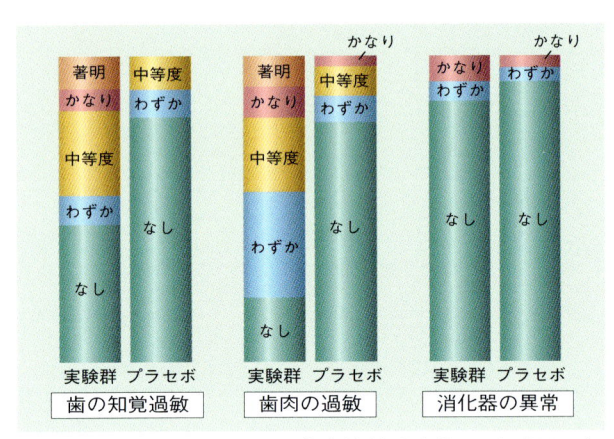

図8-11 ホームブリーチの安全性(参考文献2より引用・改変).

とになる.

VIII. 漂白効果を継続させるためには

　以上の結果をまとめると,術前の色調がAシェード,もともとの明度が高く,年齢は25～30歳である場合には短期,すくなくとも3ヵ月後くらいまでは後戻りしにくいと推定できる.

　3ヵ月後に△Eが7程度を維持できるケースと3カ月後には△Eが3～4になってしまうケースがあることから,漂白終了後3ヵ月目にリコールし,そのまま経過観察するグループと,色調を検討しつつ断続的に期間を延長するグループに分けるべきかもしれない.

　しかし,表8-1に示すように,もともとの歯の色調は単純に分けることができないため,ケースごとの対処が必要になる.また,短期間で達成した白さはあまり長持ちしないという臨床報告もある.臨床では逆の経験をすることもあるが,平均値では犬歯が最も漂白効果が高い.その理由は歯髄腔が小さくエナメル質も薄いためである[2]という.長期的に観察すると,3ヵ月以降,色差△Eは徐々に小さくなる.効果の持続は長期臨床症例の多くで認めており,さらに追加漂白の適用で後戻りをコントロールできる[3].

　漂白の効果を持続させるためには,歯に着色をもたらす可能性のある食品の摂取を避け,禁煙することである.また適切なブラッシング,OTC(Over the Couter)商品である歯を白くする歯磨剤の使用,半年に1度の歯科受診などが後戻りを防ぐ方法になるだろう.

IX. リコール,PMTCと追加漂白

　漂白処置が成功したか否かは,単に歯の明度が高くなり黄色みが減少することのみでは判定できない.患者と歯科医療者の良好な関係を前提として,患者が半年から1年ごとのリコールに応じることに加えて,歯の色の管理を含めて専門家が口腔内の状態を良好に保つことができるスキーム(関係)の確立が,漂白処置が成功したか否かを左右するといえる.具体的には転居などの理由がないかぎり歯の相談をされ,カウンセリングできるといった良好な関係を確立することである.反対に不良な関係とは,リコールに応じてくれず他院を受診してしまうことである.

　リコール時には通常の口腔内診査,歯周病や咬合のチェックを行い,口腔内の問題を確認する.歯の色調は,歯面清掃とPMTCの後に以前の検査結果と比較してその変化を把握する.終了して2～3年程度であれば,PMTCにより再び審美性を獲得できることが多い.しかし3年以上経過している場合には追加漂白を行う必要があるかもしれない.

　追加漂白は基本的に初回に行ったものと同じであるが,同じ白さを取り戻すための期間は短くてすむ場合が多い.患者も以前やった方法なので自分の生活パターンに応じてトレー装着時間を工夫するようである.

X. 漂白剤の安全性

　治療期間を延長すると歯頸部の着色にも効果がある[3]とされているが,このように長期に使用した場合の安全性はどうであろうか.図8-11はホームブリーチを行う際の安全性を,プラセボ(偽薬)とホームブリーチ剤(実薬)で歯の知覚過敏,歯肉の過敏,消化器の異常で調べたものである[5].歯肉の過敏は「わずか」まで含めると8割程度の過敏を認め,歯に対しても半数が過敏(知覚過敏)を訴えている.

　消化器異常は,誤飲によるものと推定されるが,15%程度が何らかの影響があったとしている.しか

し，歯肉の過敏や知覚過敏もプラセボであっても2割の人が何らかの影響を訴えている．消化器の異常はプラセボでも訴えることから，薬剤のみならずトレー装着やブラッシング，さらに漂白剤は知覚過敏が発生するという先入観も影響している可能性がある．

1．過酸化水素の食品への使用

過酸化水素は無色透明の液体で，強い殺菌作用と漂白作用があり，食品容器の殺菌にも使用されている．カタラーゼを持たない特殊なラットで発癌性が認められたため，現在では使用後完全に分解または除去し，最終食品には残存しないといった使用基準に改正されている．

過酸化水素の食品への表示は，分解除去される加工助剤として表示が免除されている．過酸化物を経口摂取した場合は，消化管内の有機物と反応して分解するため，毒性は低いとされる．生体内に含まれるカタラーゼによって水と酸素に分解される．高濃度の過酸化水素，すなわちオフィスブリーチに使用する30％過酸化水素を大量摂取すると強い炎症症状を起こす[6]が，臨床では歯科医師の管理下なのでありえない．

2．細胞内の過酸化水素

細胞内ミトコンドリアでも過酸化水素は産生される．これはエネルギー代謝過程での副産物で，いわゆる老化物質である．酸素が還元され，スーパーオキサイドアニオン，過酸化水素，ヒドロキシラジカルになる．

これらの活性酸素は過酸化水素を経て水になる．細胞中の活性酸素，フリーラジカルは癌の原因，老化の促進，糖尿病，組織の炎症の原因になるといわれている．

しかし，過酸化水素に対する防御機構として，カタラーゼやペルオキシダーゼなどがありバランスしている．この防御機構が働かない場合は，過酸化水素が直接細胞内に作用する可能性があり，組織を障害し，またDNAを障害する可能性がある[7]．

3．過酸化水素の発癌性

過酸化水素の発癌性については以下のような報告がある．0.1％あるいは0.4％の過酸化水素水を1日200μgで100週間，マウスに摂取させ消化管内の変化を調査したものである[8]．これによると口腔内症状はなかったものの，メスの小腸に腫瘍が認められた．

しかし，雌雄を分けずに統計処理すると有意差がなく，水分摂取量を制限していること，カタラーゼ活性の低いマウスを使用したなど検討すべき点がある．

ハムスターの皮膚に3あるいは30％過酸化水素と0.2％DMBA（発癌物質：9,10-dimethyl-1,2-benzanthracene）を週2回，19〜22週にわたり塗布した実験がある．この報告では30％過酸化水素のみでは発癌しなかった．またDMBAのみでは発癌しなかった．しかし30％過酸化水素とDMBAの両者を塗布した場合には腫瘍が発生した[9]．

XI．過酸化尿素ゲルの誤飲量

1．ホームブリーチ剤誤飲の可能性

歯科医師の管理下で行われるオフィスブリーチでは，薬剤の歯肉や頬粘膜への接触による刺激はあっても，薬剤誤飲の可能性はない．しかし，患者が家庭でカスタムトレーを装着して漂白を行うホームブリーチでは，薬剤の分量が多すぎて装着時に溢出した場合や，量が適正であってもトレーマージンの適合性不良，またトレーが脱落することにより，口腔内に漂白剤が漏れることがあり，これを誤って飲み込む可能性もある．

このように薬剤が口腔内に流れ出ることを気にする患者には，1989年からホームブリーチ剤は臨床で使用されているが重篤な副作用例の報告はない．逆にプラークスコアの有意な減少などが報告されている，と説明している．これはトレー外へのある程度の流出を意味している．

カスタムトレー内の薬剤が唾液中に流出する分量は，1時間カスタムトレーを装着すると平均2.1mgである．これはトレー内に注入する漂白用ゲルの平

均使用量 31.9 mg の 6.6％に相当するという報告がある．マウスに過酸化尿素を経口投与した場合の LD50 は，27.01 g/kg であるという報告から，体重 50 kg に対して，135 g となる．しかし漂白剤の1回の平均使用量は 0.3 g であり，過酸化水素の量的な面からも漂白剤の誤飲による障害はないとされてる[10]．

2．口腔内に漏れると

10％過酸化尿素を口腔内線維芽細胞に接触させると，細胞機能が失われ，10％過酸化尿素をラットに摂取させる実験[11]では，胃粘膜の変化は1週間で消失し血中グルコースの変化も2週間で消失したという報告がある．

過酸化物の細胞毒性と通常の歯科材料の細胞毒性は同程度[12]であるという報告から，歯科医師の管理下で行われる漂白では問題は発生しにくいと考えられている．

XII．漂白歯へのレジンの接着性

漂白後の象牙質に対するコンポジットレジンの接着性は大きく低下することが，多くの研究者によって報告されている[13～15]．筆者らの実験でも未漂白の象牙質面と2時間漂白処置を行った象牙質面を，14％EDTA で 40 秒間処理し，Photobond（Kuraray）を塗布し，Silux Plus を接着させると，コントロールでは接着界面に色素浸透は認められないが，漂白した象牙質は色素浸透が認められ，接着性が明らかに低下していた．

Bardwell ら[17]は，塡塞を終った後のⅡ級修復物に漂白剤を作用させ，辺縁漏洩を調べている．これは，96 本のヒト大臼歯，小臼歯に深さ 5 mm，幅 3 mm，長さ 4 mm のⅡ級窩洞を形成し，コンデンサブルコンポジット「Prodigy Condensable」（Prime and Bond NT 使用）と分散強化型アマルガム「Dispersalloy」（Copal Varnish 使用）を塡塞した．この試片を 10％過酸化尿素に 7 日間浸漬し，0.5％フクシンブルーで 24 時間染色，割断して辺縁漏洩を調べた結果，すべてのグループにおいて辺縁漏洩が生じていたと報告している．

Spyriders ら[18]は，ウシ象牙質に接着させた Singlebond と Z 100 の接着性能が，3 種の漂白処置，35％過酸化水素 1 時間，35％過酸化尿素 1 時間，10％過酸化尿素 6 時間によってどのように影響を受けるかを検討している．120 本のウシ抜去歯を用い象牙質を露出させ，各種処理を行い接着力を測定した．その結果，接着力はすべての試料で減少し，10％過酸化尿素 6 時間のものは 75％も減少したと報告している．

これら接着性の低下の原因は漂白直後の歯の表面に残留する酸素がレジンの重合を妨げ接着を不完全にする説と，漂白後の歯面の性状が接着に不適切な状態となるとする説がある[20]．

解決方法は残留酸素が影響を受けなくなる 1～2 週後に修復処置を行う．また期間を置くことによる再石灰化などの歯面性状の回復も接着力の低下をなくすとされる．修復物の接着性能の低下は，漂白法の普及によって頻度が高くなるため注意が必要である．

XIII．修復物への影響

Vaidyanathan ら[20]は，人工エナメル質，Herculite XRV，Dispersalloy，タイプⅢ金合金（RxC），ポーセレン（Synspar），Ketac-Fil，Ketac-Cem の試片に，過酸化水素（Office Bleach 剤，BriteSmile）とガスプラズマ（キセノンランプ）照射 1,700 mW/cm² を 90 分間行った場合の表面の変化を検討したが，これらの処理によっても表面性状は変化せず，Brite Smile は，ADA のガイドラインに適合していたとしている．Turker ら[21]は，漂白剤は審美性修復材料の表面を変化させないとしている．

また，Saito ら[22]は，作成して 1 年が経過した試片あるいは，作成直後の試片でも漂白剤による色調変化は認められなかったが，コンポジットレジン（Palfique Estelite，Clearfil AP-X）に比較して，光重合グラスアイオノマーセメント Vitremer は，色調変化が大きかったとしている．漂白剤は金属修復物，コンポジットレジンおよびポーセレンなどには変化

を及ぼさないが，グラスアイオノマーセメント，MMAやPC（ポリカーボネート）でできた暫間修復物を変色させ，劣化させる可能性もある[23]．

今後，漂白剤の応用範囲が広がると既存の修復への漂白剤の作用を検討する必要性が増すと思われる．

参考文献

1. 東光照夫，矢尾板恵美，齋藤佳子，金　良子，久光　久，五十嵐孝義，萩原芳幸，桟　淑行，千葉　治，小峰　太，田村好之：Nite White Excel™ を用いた有髄変色歯漂白法の臨床成績，日歯保存誌，41(6)，985～1008，1998．
2. Matis, B. A., Cochran, M. A., Eckert, G., Carlson T.J. : The Eifficacy and Safety of a 10% carbamide peroxide bleaching gel, Quintessence Int, 29, 555～563, 1998.
3. Leonard, R. H., Haywood V.B., et al.: Night-guard vital bleaching of tetracycline-stained teeth 54 months post treatment, J. Esthet. Dent, 11, 265～277, 1999.
4. Matis, B. A., Gaiao, U., Blackman, D., Schultz, F., Eckert, G. J. : In vivo degradation of bleaching gel used in whitening teeth, J Am Dent, Assoc, 130, 227～235, 1999.
5. Matis ,B.A., Yousef, M., Cochran, M.A., Eckert, G. J. : Degradation of bleaching gels in vivo as a function of tray design and carbamide peroxide concentration, Oper Dent, 27, 12～18. 2002.
6. Hunberston, C.L., Dean, B, S., Krenzelok, E. P.: Ingestion of 35% hydrogen peroxide, J. Toxicol. Clin. Toxycol,28,95～100,1990.
7. 宮崎真至，小野瀬英雄：歯の漂白に関する現状とEvidence その文献的考察(1)，歯科評論，62(5)，107～118，2002．
8. Ito, A .: et al. Correlation between Induction of Duodenal Tumor by Hydrogen Peroxide and Catalase Activity in Mice, Gann, 17～21, 1984.
9. Weitzman ,S.A., Weitberg,A.B., Stossel,T.P., Schwartz,J., Shklar,G.: Effects of hydrogen peroxide on oral carcinogenic hamsters, J Periodontal, 57,687～688, 1986.
10. Cherry, D.V., Bowers, D.E.Jr., Thomas,L., Redmond,A.F.:Acute toxicological effects of ingested tooth whiteners in female rats, J Dent Res, 72, 1298～1303, 1993.
11. Redmond, A.F., Cherry, D.V., Bowers ,D.E. : Acute illness and recovery following ingestion of a tooth whitener containing 6% Hydrogen peroxide, Am J Dent,10,268～271, 1997.
12. Woolverton ,C.J., Haywood, V.B., Heymann, H.O.: Toxicity of two carbamide peroxide products used in nightguard vital bleaching, Am J Dent, 6, 310～314, 1993.
13. Titley, K.C., Torneck, C.D., Smith, D.G., Adibfer,A. : Adhesion of composite resin to bleached and unbleached bovine enamel, J Dent Res. 67;, 1523～1528, 1988.
14. Titley, K.C, Torneck, C.D., Smith,D.G. : The effect of concentrated hydrogen peroxide solutions on the surface morphology of human tooth enamel, J Endodo, 14, 69～74, 1988.
15. Ruse, N.D., Smith, D.C., Torneck, C.D., Titley, K.C.: Preliminary surface analysis of etched, bleached and normal bovine enamel, J dent Res, 68, 1610～1613, 1990.
16. 東光照夫，久光　久，和久本貞雄，小高鐵男：漂白歯の物性に関する研究，日歯保存誌，33(4)，1102～1113，1990．
17. Bardwell, D.: Micro leakage previously restored Class II restorative after exposure to 10% carbamide peroxide,J Dent Res, 79, IADR Abstracts, ♯306, 2000.
18. Spyriders, G.M. : The influence of three bleaching agents in dentin bonding, J Dent Res, 79, IADR Abstracts, ♯1840, 2000.
19. 東光照夫，小杉紀子，松葉浩志，土橋宏子，久光　久，小高鐵男，出張一博：漂白歯へのコンポジットレジンの接着性に関する研究，歯科審美，5：52～62，1993．
20. Vaidyanathan, T.K. : Effect of gas plasma activated peroxide whitening : surface morphology, J Dent Res, 79,IADR Abstracts ♯1129, 2000.
21. Turker, S.B, et al.: Effect of Bleaching Agents on the Surface Properties of Different Esthetic Restorative Materials, J Dent Res, 79, IADR Abstracts, ♯2356, 2000.
22. Saito, Y. et al.: Effect of peroxide on color stability of newly fabricated or one year old restorative materials, J Dent Res, 79, IADR Abstracts ♯1128, 2000.
23. Robinson ,F. G., Haywood ,V. B. ,Myers ,M.: Effect Of 10% Carbamide Peroxide On Color Of Provisional Restoration Materials, JADA , 128(6), 727～731, 1998.

第9章

EBM と漂白法の今後

はじめに

本章では EBM（根拠に基づく医療：Evidence-Based Medicine）と漂白法との関連，アメリカにおける漂白法の現状，漂白法の今後の展望について述べる．

I．EBM とは
1．根拠に基づいた医療

近代医学は，特定の原因がひとつの病気に対応するとした特定病因論を基本としてスタートし，素晴らしい進歩を遂げ，高度に専門化した医療技術を発展させて多くの病気を克服してきた．

しかし，生活環境の向上に伴い生活習慣病への対応，生活の質も考慮した医療，患者中心の医療が求められるようになってきた．EBM は，日常の中で習慣化してしまった医療行為を，病態とそれに対する医学的な介入効果の観点から見直し，科学的根拠に従い，より効果の期待できる最適の診療行為を見出し，それを実践することである．

EBM を分かりやすく「根拠に基づいた医療」と訳すと，EBM のさまざまな局面や実践方法について把握しきれず，さまざまな誤解を招くことも考えられる．EBM の導入・実践におけるフェーズは，医学研究，医学教育，そして実践の3段階になる．研究段階では，個々のエビデンスを立証し，複数のエビデンスを集約して診療プロセスを構成するステップがある．

2．エビデンスと漂白

歯科医療の分野へも EBM の概念が導入されつつある．EBM とは「臨床判断のために，手に入る限りの最善の医療根拠を良心的に分かりやすい形で利用するための手法」である．患者から得られる臨床的な情報と患者以外の情報（文献や臨床研究など）を統合し，最善の医療的根拠を活かす臨床的技能とされている．表 9-1 に EBM のプロセスを示すが，歯の漂白の分野ではこのプロセスの①と②が行われ始めた段階であろう．

欧米では各種の漂白法が新たに開発され，新しい薬剤や術式が次々に紹介されている．アメリカではホームブリーチ法をのべ 2,000 時間以上あるいは半年以上継続し，中等度の縞模様を伴うテトラサイクリン変色に効果があったとする症例報告[1]があるが，

表 9-1　EBM のステップ

①	患者の問題の定式化（患者にとって一番重要なことは何か）
②	問題についての情報収集（臨床例の報告）
③	情報の批判的吟味
④	患者からの情報と外部の情報を統合した医療を行う
⑤	医療行為の評価
⑥	教育の方法

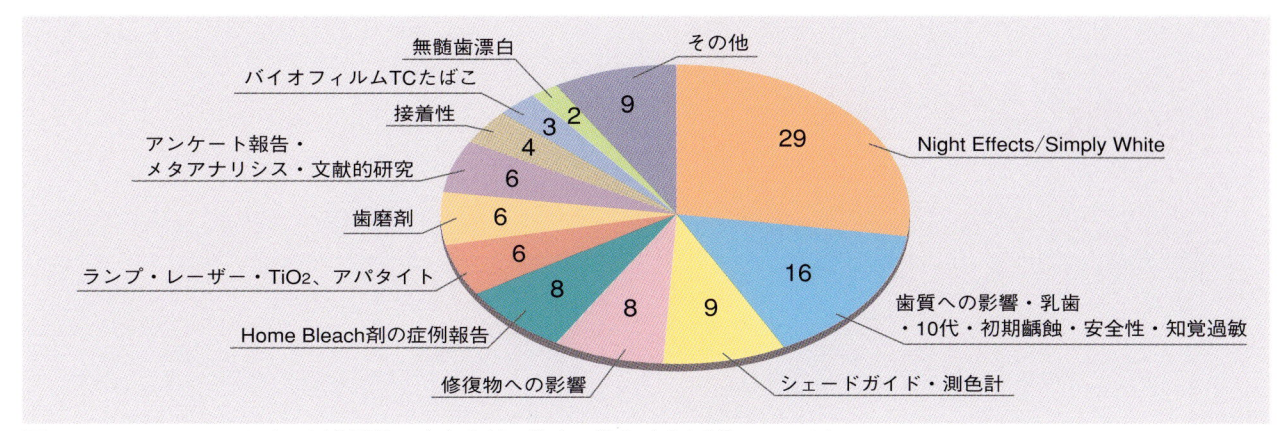

図9-1 IADR 2004における漂白関連の内容分類．数字は数を示す（重複カウント）．

安全性や副作用についての詳細は不明である．また重篤な症例に対する迅速かつ効果的な方法は，現在までのところ確立されていない．

NITEホワイト・エクセルが認可され3年半が経過し，以前漂白を行った患者が「歯がまた黄色っぽくなってきたのでまた漂白して欲しい」と，戻り始めてきているのが現状である．このような再漂白あるいは追加漂白の効果は，経験的に初回よりも早いとされるが，この詳細も不明である．仮に数年おきに漂白を繰り返した場合の影響は明らかではない．漂白についての不明な点をEBMの考え方に沿って，批判的吟味に耐えうる臨床例の報告がなされるようになることを期待している．

3. EBMと治験

エビデンスは，臨床試験（clinical trial）とメタアナリシス（meta-analysis）で得ることができる．メタアナリシスとは，科学的に根拠のある妥当性の高いデータを収集するランダム化試験（RCT：Randomized Control Trial）を行い，これらを分析し統合することである．

しかし，緻密にエビデンスを立証できる研究やメタアナリシスに耐え得る研究の数，比較可能なプロトコールを持った研究の数は多くはない．したがって，知り得た情報の中から，EBMのプロセスを経て知識へと高められるものは，さほど多くはない．日本での医学研究は，研究デザインやデータ処理の疫学的・統計学的吟味が十分でないといわれる．松風ハイライトの臨床評価報告[2]，NITEホワイト・エクセルの臨床評価[3]においても以下の観点からの指摘が存在する．

①治療研究において，処置前後で有意差があることを有効評価（コントロールが欠除）
②評価に標準的手法がなく，処置に対応する評価法で効果・有用性を算出（評価の偏り）
③予後調査で，調査の可能な期間の症例のみを採用する（選択バイアス）
④臨床スコアを評価に用いて平均値の算出やt検定を行う（統計処理法の誤り）

II. IADR 2004

1. IADRは情報収集の場

2004年3月10～14日の間，ハワイで国際歯科学会（IADR 2004）が開催された．IADRは開催数が今回で82回を数える歯科会議の中でも大きなイベントのひとつである．

IADRの会議の内容は，シンポジウムや各国の分科会，歯科に関する基礎から臨床まで，最新の治療法，社会的な位置づけ，新しい材料などあらゆる分野を含んでおり，最新の研究成果の勉強，世界の新しい歯科に関するトピックに触れることができる．そこで，このIADR2004での漂白関連の発表から最近のトピックを以下に紹介したい[4]．

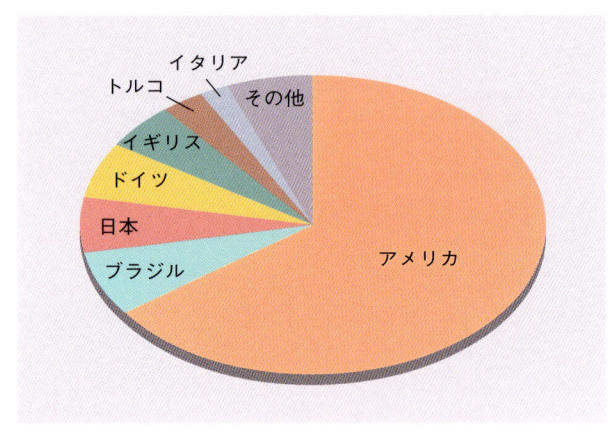

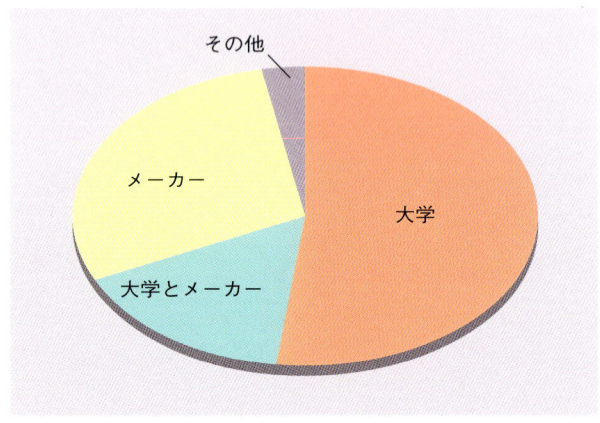

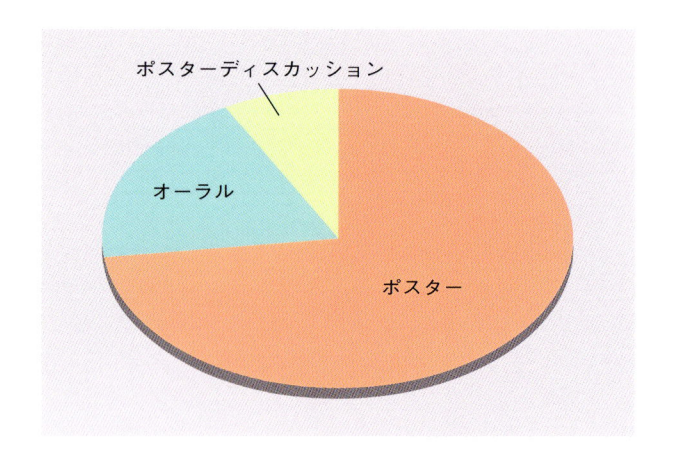

図9-2 IADR 2004における漂白関連の演題の発表を行った国.
図9-3 同漂白関連の発表形式.
図9-4 同漂白関連の発表機関.

2. 漂白関連の演題

今大会の4,000余題の演題中，漂白やホワイトニング関連の演題は96演題を数えた．発表の傾向を知るために，図9-1にその内容分類を示す．円グラフの周囲の数字は数を表すが，1つひとつの発表を必ずしもカテゴライズできないので重複している．最も多かったのが「Night Effects/Simply White Night」に関するものであった．これらはP&G CrestとColgateの製品だが，いわゆるOTCあるいはDTC（Direct To Consumer）と呼ばれ自己責任で使用される．

二番目に多かったのは，歯質に対する漂白剤の影響である．乳歯や10代の歯を漂白したらどうなるか，初期齲蝕のある歯に漂白剤を適用した場合，知覚過敏の発生などの安全性に関するものであった．三番目は，歯の色の診断や経過観察時のシェードガイドや測色計に関する演題である．今までの漂白関連の外国文献は，VITA Classical Shadeの明度順ステップで表されることが多かったのだが，今回はほとんどが色彩計や色差計を使用し，CIE Lab表色系での色差ΔEが示されていた．色調を測定して数値化することは，明度順ステップよりもより客観的に色の変化を捉えることができる．

四番目は漂白剤の応用範囲の拡大に伴う既存のレジン，アマルガム，インレーなど修復物への接触の影響についての検討であった．また漂白症例の報告，オフィスブリーチ剤の照射器，酸化チタンを触媒とした漂白剤，漂白後にアパタイトを作用させた場合も検討されていた．

五番目が美白用歯磨剤，メタアナリシス・文献的研究，漂白後のレジンの接着性，バイオフィルムへの影響，タバコの影響であった．漂白に関するメタアナリシスの2題は，EBMに基づいた漂白をすることに役立つと思われる．

次に漂白関連の発表プロフィールを明らかにするために，図9-2に漂白関連の演題を出した国，図9-

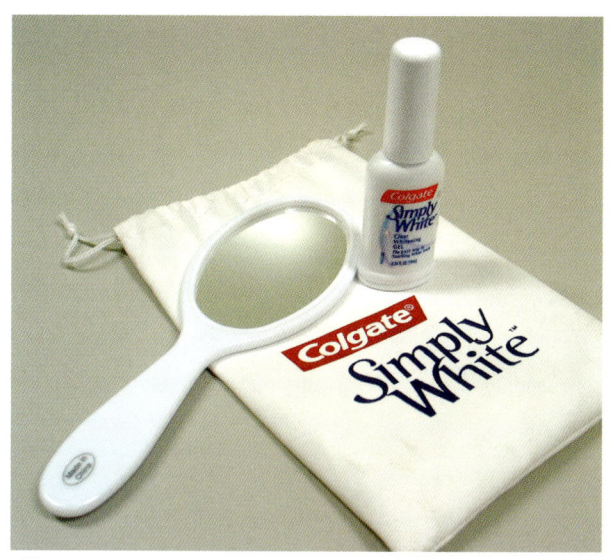

図9-5 Colgate Simply White Set，手鏡，ポーチ．

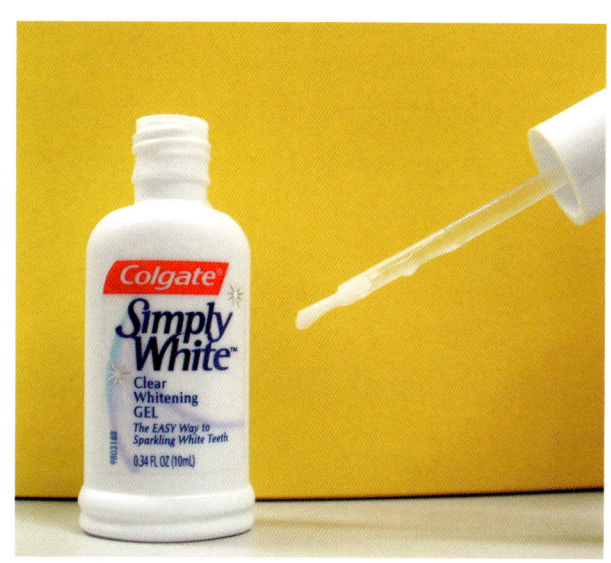

図9-6 Colgate Simply White 10 mL ボトルとブラシ先端．

3に発表形式を示す．発表国では，やはりアメリカが最も多く6割以上を占め，ブラジル，日本，ドイツと続く．発表形式はポスターが最も多く3/4近くを占めていた．また図9-4に発表機関を示すが，大学は半数強，約2割程度は大学とメーカー．約1/3程度はメーカー単独の発表であったが，この背景にはColgateとP&G Crestの2社が，Brush-Onタイプの製品で競合し，漂白関連の発表が多くなったためであろう．

3. Brush On/Leave On Type 漂白剤

このタイプの漂白剤はP&GからCrest Night Effects，コルゲートからSimply White（図9-5）という名称で，アメリカとカナダでOTCあるいはDTCの形で販売されている．Crest Night Effectsは，使い捨てブラシの付いた過酸化物の入った14個のパケットを1晩に1つずつ使用する．就寝前に塗布し，乾燥させることでLiquid Strip coatingを行い，夜間過酸化水素を歯面に作用させ，朝はCoatingを歯ブラシで除去する．

Simply Whiteは，ブラシの付いたキャップ状の容器に入っており，図9-6に示すような商品形態である．使用方法は14日間連続して1日2回，朝と夜の歯磨き時に行うことが推奨されている．手順は以下の通りである．

① 歯を丁寧にブラッシングし，唾液をテイシュで拭き取り歯の表面を乾燥させる．乾いた歯は唇や舌で湿らさない
② 塗布用ブラシにSimply White Gelをつけ，ブラシを歯肉側と切縁側に上下に動かし1本ずつ上顎前歯と下顎前歯に薄く塗布する．塗布用ブラシを1回Gelに浸すと，4本分の歯に塗布することができる
③ 塗布後30秒間は，塗布面に口唇や舌が接触しないようにし，Gelを乾燥させる．塗布後の30分間は飲食を避ける
④ 効果を高め持続させるために，Simply White Tooth Pasteを併用したほうが良い

Simply Whiteの成分は，アルコール，水，Carbamide Peroxide（過酸化尿素），PEG 2 M，グリセリン，カルボポール（増粘剤），Sodium Phosphate Phosphoric Acidである．Crest Night Effectsは19％ Sodium Percarbonateが成分である．

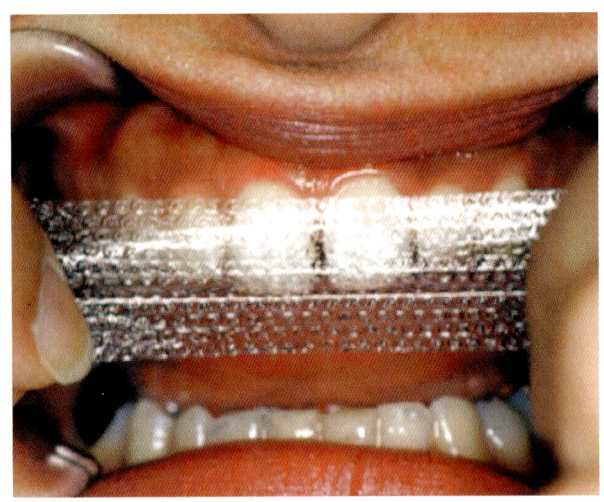

図9-7 P&G Crest White strips を適用する状態.

Effective HP%	Brush On/StripsType/ OTC/DTC	StripsProType/ HomeBleach	Office Bleach/Laser Bleach
Over 30%			A　　C
30%			H
20%	G	I	
10%	E　　F	D　　J　B	

A：Shofu Hi-Lite　　　　　　F：White Strips
B：NITEホワイト・エクセル　G：Crest Night Effects
C：Quasar Brite/PowerGel　　H：Zoom !
D：White Strips Premium　　 I：Rembrandt Xtra Comfort
E：Simply White Night　　　 J：Nite White Excel2Z

図9-8　過酸化水素(HP)の有効濃度と漂白法チャート.

4. Brush-On Type と Strips Type の効果

Brush-On/Leave On Type漂白剤(Colgate Simply White/Crest Night Effects)の漂白効果は，プラセボと比較すると白くなるものの，カスタムトレーを使用し，10％過酸化尿素で漂白するホームブリーチ剤ほどの効果はないと報告されていた[4]．

しかし，P&G Crest の歯科医院専用のストリップベースで14％過酸化水素を成分とする「White strips Supreme」は，16％過酸化尿素の NITE White Excel 3 よりも有効と報告されていた．図9-7にOTCの Crest White strips(5.5％過酸化水素)を歯面に貼りつけている状態を示す．

5. OTC/DTC の意義

以上のことから，Brush-On タイプのホワイトナーやストリップスタイプの漂白テープは，OTC/DTCでは過酸化物の濃度を高められず，効果は10％過酸化尿素を使用するホームブリーチほど高くない．効果を高めるためには，薬剤濃度を上げた P&G Crest White strips Supreme などの歯科医院用のものを使用することになりOTC／DTCではなくなる．しかし，ストリップスタイプも歯列不正がある場合や下顎前歯に貼るのは困難である．

歯肉炎や初期齲蝕がある歯に対する漂白剤の影響を考えると，定期検診なしに OTC/DTC を使用し，自己責任で漂白を行う場合は限定されてしまう．し

たがって，Burash-On，Leave On あるいは Strips Type による漂白は，専門家による漂白終了のメインテナンス用，効果の持続を期待するために使用されるようになると思われる．

III. まとめ

図9-8に横軸に漂白法，縦軸に有効な過酸化水素濃度を製品別にプロットしたものを示す．漂白法は，家庭で使用するBrush-On Type，Strips Type から，歯科医院用のStrips Type，カスタムトレーを使用するホームブリーチ，歯科医院で漂白を行うオフィスブリーチに分類することができる．有効な過酸化水素濃度は家庭用の簡便なものほど低く，専門家により使用されるオフィスブリーチ，中でもLaser Bleach は濃度が高くなる．Crest Night Effects は，19％Percarbonate ナトリウム塩を使用するが過酸化水素はもっと低いものと思われる．

これらの製品の特徴を理解し適切に漂白できるのがアメリカの漂白事情だと思われるが，日本では35％過酸化水素水を用いる松風ハイライトと10％過酸化尿素の NITE ホワイト・エクセルしか認可されておらず，薬剤の選択の面でも制限されるのが現状である．

日本でのホームブリーチの認可後の使用実績はまだ3年半程度であり，その普及も歯科医全体の約3割弱といわれている．このような中，歯科医療関係

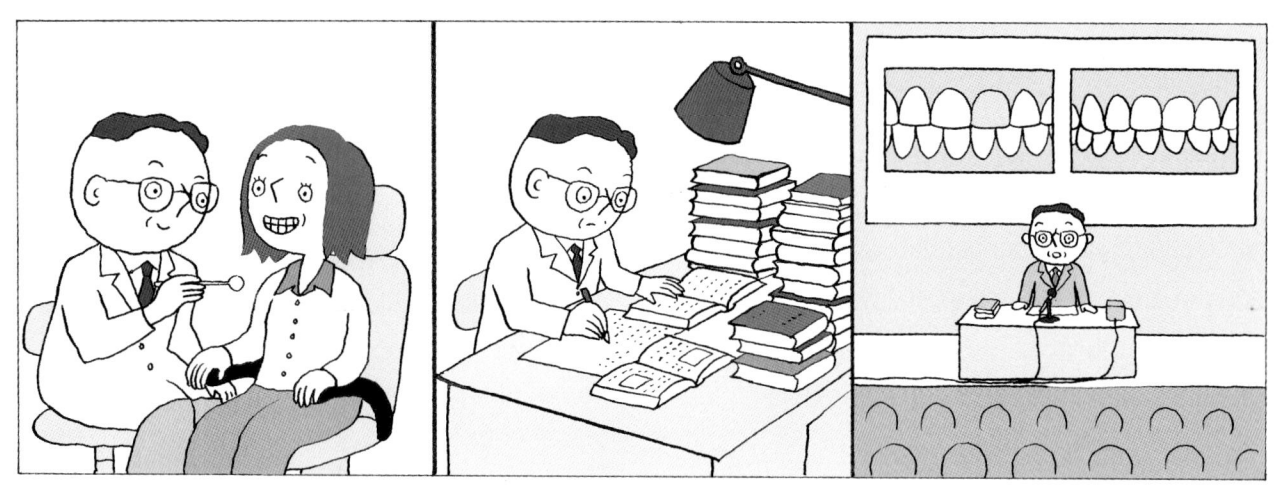

図9-9 さらなる臨床データの収集とその結果の公表が漂白の可能性を広げる．

者は漂白法の限界を認識しつつ，個別の症例に対して最善の方法を選択できるように，今後も継続して臨床データを集め，結果を公表し，より確実な漂白に関する情報を提供し，その可能性を拡大する環境を作り上げていくべきであろう(図9-9)．そして，このことが術者はもとより患者に対しても，受け入れやすく安全な処置法を提供することを可能にし，審美性を追求する際の歯科医療関係者の責務を達成させることになるだろう．

参考文献

1. Leonard, R.H., Haywood, V. B., Caplan, D. J., Tart, N.D.: Nightguard Vital bleaching of tetracycline-stained teeth : 90 months post treatment. J Esthet and Restorative dentistry, 142～152, 15(3), 2003.
2. 山口龍司ほか：松風ハイライトを用いた変色歯漂白法の臨床成績．日歯保存誌，40(6)，204～233，1997．
3. 東光照夫ほか：Nite White Excel を用いた有髄変色歯漂白法の臨床成績．日歯保存誌，41(6)，985～1008，1998．
4. 82nd General Session & Exhibition of the IADR/AADR/CADR, CD-ROM of Abstracts. Honolulu March 10-13, JDR Vol. 83. Special Issue A, 2004.

あとがき

　本書を執筆しながら感じたことは，すでに漂白法の普及している欧米では，薬剤の安全性や効果について，すでに何らかの研究が行われている反面，日本では臨床への導入が遅れ，その紹介や理解は不十分であり，漂白が普及するにつれて臨床報告や基礎研究がやっと始まったという思いと，欧米では臨床での実績からフィードバックされた製品に切り替わっているにもかかわらず，日本では新しい漂白剤の認可が難しいということです．

　厚生労働省の漂白剤への診査の厳格さは，アメリカの歯科材料メーカーのホームページで自社製品の宣伝に使われたこともありました．審査が厳しいのは大変結構なのですが，製品の改良サイクルに遅れをとっています．したがって，現在，日本で改良された製品を使う場合は，並行輸入で新しい漂白剤を入手し患者さんの同意のもとに使っており，この状況は数年前の漂白剤が未認可だったころとあまり変わっていません．長期間におよぶ診査を経てやっと認可されても，欧米ではさらに進んだ製品がすでに提供されている状態です．

　まるで，陸上競技場のトラックで一見並んでいるようでも実は数周遅れているかのようです．この遅れを取り戻すには，走者のスピードアップ，すなわち漂白に対する社会からの要望に応える歯科医師の意識変革と監督官庁の規制緩和の促進が必要なのでしょう．

　しかし，何よりも，漂白を普及させる最大の原動力は，漂白を歯科の一分野として認め，これを希望される患者さんです．そのためには，歯科医師は安全で効果的な方法を見出す努力と，患者さんが漂白を正しく捉えるアプローチも続けなくてはならないと考えています．

　さて本書は月刊誌「歯科衛生士」に書いた記事がきっかけとなり，その執筆が始まりました．本書の第1章から第9章の内容を担当しましたが，これまで学会や雑誌・講演会などで発表したことを中心としたので，ちょっと堅苦しいと思います．また内容も各章に分散し読みにくいかも知れません．

　臨床症例もこれこそ典型的な歯の漂白というものではなく，大学病院での研究を目的としたやや重篤な変色であり，漂白で対応するには困難な症例が多くなりました．またEMBと言いながら，症例の選び方や数などご指摘を受ける部分は多いと思います．内容の不備や表現の不適切な点については，読者の皆さんのご質問，ご指摘を待ちたいと思います．

　最後に本書をまとめるにあたり，写真と原稿の整理を手伝ってくださった星野睦代先生，すべての原稿に目を通してくださった久光 久主任教授に感謝の意を表します．

2004年4月
東光照夫

索 引

あ

IADR ……………………………………109
アパタイト結晶 ……………………31, 36
Apollo Secret ………………93, 94, 95, 96
Apollo 95 E …………………………53, 54, 96

い

一重項酸素 ……………………………20
EBM ……………………………14, 108, 109, 110
色の後戻り……10, 16, 23, 30, 35, 55, 62, 99, 100, 101, 102
インフォームド・コンセント …………10, 62

う

齲蝕検知液 ……………………………15
齲蝕予防効果 …………………………10

え

ACP-CCP（リカルデント） ………………35
SGU（Shade Guide Unit） ……………36, 68
HFC（High Frequency Current：高周波電流）…46, 47
エナメル質形成不全 …………………31, 56
エナメル叢 ……………………………23, 26
エナメル小柱 …………………………22, 23
エナメル象牙境（EDJ） ………………23, 24, 25
エナメルマイクロアブレージョン法……………35

エナメル葉 …………………………22, 23, 24, 25
エナメル葉C型 ………………………23
Nd：YAGレーザー ……………………84, 85
EVAシート ……………………10, 64, 68, 70
FAP漂白法 ……………………35, 98, 99
FDI（国際歯科連盟） ……………9, 14, 15, 57
MI（Minimal Intervention：最小限の侵襲）……9, 14
MID（Minimal Intervention Dentistry） ……12, 14, 15, 16, 57
炎症性水腫（inflammatory edema） ……………84

お

OTC（オキシテトラサイクリン） ………31, 32
オサダポラリス ………………………30, 65

か

外因性の変色 …………………………28, 29, 31
過酸化水素（水） …9, 17, 18, 19, 20, 21, 22, 23, 25, 32, 36, 38, 46, 47, 48, 51, 55, 56, 57, 60, 62, 73, 94, 97, 98, 99, 105, 106, 111, 112
過酸化水素蒸気濃度 …………………51
過酸化尿素（Carbamide Peroxide） …10, 16, 17, 21, 22, 38, 56, 97, 105, 106, 111, 112
過酸化尿素ゲル光照射法 ……………56, 61
カスタムトレー …9, 10, 17, 35, 38, 39, 40, 43, 59, 60, 64, 68, 70, 71, 72, 73, 74, 75, 76, 87, 97, 105, 111, 112
活性酸素 ………………………………19, 20, 105

索引

加熱吸引式成形器·················64
過ホウ酸ナトリウム·········56, 57, 59, 60, 61
カーボランダム法················84
カリオロジー··················9, 14, 15
加齢による変色··················36

き

危険期間(Critical Period)············32, 33
キシリトール··················35, 36
凝固壊死(coagulation necrosis)·········84
キレート結合····················32

く

クイックジェット··················65
クロルヘキシジン··················31

こ

誤飲··················38, 75, 104, 105, 106
口腔衛生管理····················10
口腔内色彩計····················67
口腔内写真··················43, 66, 67
高出力半導体レーザー················85

さ

再石灰化·········9, 15, 16, 35, 36, 51, 98, 99, 106
30%過酸化水素··················25, 97, 105
35%過酸化水素(水)·····17, 23, 25, 46, 48, 49, 52, 56, 57, 58, 59, 60, 61, 92, 95, 96, 106

し

G.V.Black····················14, 15

シェードガイド···········28, 66, 77, 100, 110
Shade Vision System ··············67
CO(シーオー：Caries under Observation) ·····15
CTC(クロールテトラサイクリン)·········31, 32
歯科用測色(色彩)計················28, 66
視感比色····················28, 66, 101
色差ΔE ···41, 43, 50, 61, 62, 67, 68, 94, 100, 101, 102, 103, 104, 110
色素沈着··················29, 30, 31, 84, 85
10%過酸化尿素 ·····17, 21, 23, 25, 33, 38, 39, 40, 61, 62, 106, 112
10%過酸化尿素ゲル········9, 37, 58, 59, 61, 62, 77
硝酸カリウム··················18, 39, 76
Short Scalloped Margin ·············73
松風 Shade Eye NCC ··············60, 67
Shofu Niveous ·················47

す

スーパーオキサイドアニオン··········19, 20, 105
スポーツマウスガード················64
3 DS(Dental Drug Delivery System) ······10, 31, 64
3 MIX 法(病巣無菌化組織再生療法) ···········15

そ

増粘剤··················17, 38, 97, 99, 111

た

ダイレクトボンディング················47
唾液タンパク··················24, 25, 29, 31
タンニン····················29, 30, 31

索 引

ち

知覚過敏 … 10, 18, 23, 25, 26, 35, 38, 39, 40, 41, 43, 70, 73, 76, 77, 87, 96, 97, 104, 105, 110

着色歯面清掃補助材 … 9, 40

チョーキーホワイト … 51

つ

追加漂白（タッチアップ漂白） … 10, 16, 101, 104, 109

て

TBI（Tooth Brushing Instruction） … 10

テトラサイクリン（TC） … 10, 22, 31, 32, 33, 38, 54

テトラサイクリン変色 … 22, 32, 33, 44, 81, 82, 90, 108

Dual Bleach … 87, 95, 97

な

内因性の変色 … 31

ナイトガード … 38, 64

に

二酸化チタン光触媒漂白法 … 99

二酸化窒素 … 19

乳酸菌（LB） … 17

尿素 … 21, 22, 23, 25, 62

の

No Scalloped Margin … 73

ノーレザボア（No Reservoir） … 41, 43, 73

は

Burning … 52

ハイドロキシアパタイト … 20, 23, 25, 30, 32, 35, 51, 98

バイオフィルム … 17, 25, 30, 37, 110

バキュームフォーマー … 70, 71

8020運動 … 10

Half Scalloped Margin … 73

Half Reservoir … 73

Power Gel … 93

斑状歯 … 34

ひ

PMTC（Professional Mechanical Tooth Cleaning：専門家による機械的歯面清掃） … 10, 15, 16, 17, 31, 37, 65, 104

PTC（Professional Tooth Cleaning：専門家による歯面清掃） … 10

VITA Classical Shade … 66, 67, 68, 110

VITAPAN 3 D-Master … 66, 68

ヒドロキシラジカル … 19, 20, 57, 94, 105

ヒドロペルオキシラジカル … 19

ふ

Feinmanのテトラサイクリン変色歯分類 … 33

福島の分類 … 33

フッ化第一スズ … 31

フッ化ナトリウム … 18, 39, 96, 97, 98, 99

フッ化物 … 15, 25, 37, 40, 50, 51, 52, 76, 96, 97

フッ素 … 31, 34, 35

フッ素症 … 38, 46, 47

プラーク … 16, 17, 25, 35, 37, 49, 64, 75

プラークスコア … 17, 105

索引

プラセボ（偽薬） …………………… 104, 105, 112
フリーラジカル ………… 19, 20, 21, 22, 23, 105
Full Scalloped Margin ……………………… 73
フルレザボア …………………………… 41, 43
PRĒMA ……………………………………… 35

へ

Phenol-Alcohol法 ……………………… 84, 85
ペリクル ………………… 22, 24, 25, 29, 30, 31, 75
Per Axelsson ……………………………… 37

み

MINO（ミノサイクリン） ………………… 32
ミュータンス菌（MS） …………………… 17

め

メタアナリシス ……………………… 109, 110

メラニン色素 ……………………… 78, 84, 85, 86
メラニン色素沈着症 ……………………… 85

よ

予防拡大 ……………………………… 9, 14, 15
予防プログラム（Order Made Dentistry） …… 15, 37

ら

ラスターの消失 …………………………… 51

り

リン酸化オリゴ糖カルシウム ……………… 36

れ

レザボア …… 10, 28, 41, 43, 60, 64, 69, 70, 73, 75, 77, 97, 98
レドックス反応（酸化還元反応） ………… 25, 31

漂白の理論と臨床テクニック　オフィスブリーチとホームブリーチ

2004年6月10日　第1版第1刷発行
2007年2月1日　第1版第2刷発行

著　　者	久光　久／東光　照夫 （ひさみつ　ひさし／とうこう　てるお）
発　行　人	佐々木一高
発　行　所	クインテッセンス出版株式会社 東京都文京区本郷3丁目2番6号　〒113-0033 クイントハウスビル　電話　(03)5842-2270(代表) 　　　　　　　　　　　　(03)5842-2272(営業部) 　　　　　　　　　　　　(03)5842-2279(書籍編集部) web page address　http://www.quint-j.co.jp/
印刷・製本	横山印刷株式会社

©2004　クインテッセンス出版株式会社　　　　　禁無断転載・複写
Printed in Japan　　　　　　　　　　　　　落丁本・乱丁本はお取り替えします
　　　　　　　　　　　　　　　　　　　　ISBN978-4-87417-810-2　C3047
定価は表紙に表示してあります